Margarete Akoluth

Über den Versuch, eine misslungene Psychoanalyse zu bewältigen

Therapie & Beratung

Margarete Akoluth

Über den Versuch, eine misslungene Psychoanalyse zu bewältigen

Mit einem Nachwort von Horst Kächele

Psychosozial-Verlag

Bibliografische Information der Deutschen Nationalbibliothek
Die Deutsche Nationalbibliothek verzeichnet diese Publikation
in der Deutschen Nationalbibliografie;
detaillierte bibliografische Daten sind im Internet
über http://dnb.d-nb.de abrufbar.

Überarbeitete und erweiterte Neuauflage der 2004 unter dem Titel
Unordnung und spätes Leid. Bericht über den Versuch, eine misslungene Analyse zu bewältigen erschienenen Ausgabe (Königshausen & Neumann, Würzburg)

E-Mail: info@psychosozial-verlag.de
www.psychosozial-verlag.de

Umschlagabbildung: Theo van Doesburg: *Komposition*, vermutlich 1915
Umschlaggestaltung & Layout: Hanspeter Ludwig, Wetzlar
www.imaginary-world.de
Satz: Andrea Deines, Berlin
ISBN 978-3-8379-2361-2

Die Nacht,
In der
das Fürchten
Wohnt,

Hat auch
die Sterne
Und den
Mond.

Mascha Kaléko

Inhalt

1. Anrede

Vergebliche Einladung 9

2. Das Geschehen

Hoffnung 13
Entgleisung 16
Ich gehe durch sehr fremde Dinge 18
Ich gab mein Herz 20
Ich hoffe so tief und so hoch und so stark 22
Kurswechsel 25
Irrtum und Irrweg 28
Grenzerfahrungen 30
Die geheime Macht unserer Verstricktheit 32
Mangelnde Orientierung 35
Ich lebe nicht, ich vegetiere 38
Wortwaffen 42
Folterkammer 44
Alle Hoffnung ist zu Kreuze gekrochen 47
Der Unbeugsame 50
Widerstand wird lebendig 55
Weitergehen, als gäbe es einen Weg 58
Langsam formt sich mein Erkennen 63
Geliebter Feind 68
Rettung vor der äußersten Hölle 71

3. Der Versuch der Bewältigung

Ein Stück von dem großen Entsetzen 75
Erkenntnis im Zuckeltrab 77

Einsamer nie … 81
Das Dunkel jener Stunden wird lichter 84
Vielerlei geheime Wunden 87
Ein offenes Tor 94
Verwirrte Tage, verwachte Nächte 95
Entrinnen wollen aus den Ketten 100
Zwischen Furcht und Hoffen 103
Welten stürzen ein 105
Puzzleteile 109
Zorniger Mut 110
Schlage die Trommel und fürchte dich nicht 113
Von Einfalt übermannt 116
Schwer und hart von ihrer Last sind die Gedanken 119
Bitter enttäuscht 121
In den Höhlen der Verlassenheiten 122
Gedächtnisstätten 125
Von der Sehnsucht, kein Opfer mehr zu sein 127
Aber das Wort sagte er nicht 129
Zwei Missbrauchte dienen einander 133
Fragwürdiges 137
Einmal werde ich verstehen 139
Aus Liebe frisst der Wolf das Schaf 144
Zeit der Häutung 150

4. Nachlese

Schatten von gestern 153

Rückschau 155

Nachwort
Bemerkungen zur Pflege einer Fehlerkultur 169

1. Anrede

Vergebliche Einladung

> Du, es ist alles vorbei
> und nichts ist vorüber ...
> *Peter Härtling*

23. September 2002

Lieber Herr Dr. L.!
In den letzten Monaten habe ich das Misslingen meiner Therapie aus meiner Sicht beschrieben und darüber hinaus meinen Versuch, dieses schlimme Erleben zu bewältigen. Das Manuskript ist nun fertig, und ich habe vor, es zu veröffentlichen. Natürlich habe ich Namen und Orte anonymisiert.

In *Psyche* Heft 9/10 2000 S. 824 las ich von Werner Bohleber folgenden Satz: »Die Konfrontation mit der Realität des Traumas ruft auch im Zuhörer heftige Affekte hervor. Er richtet ebenfalls eine kognitive und affektive Abwehr gegen das Trauma auf, weil es die kulturellen und psychologischen Grundlagen unseres Lebens untergräbt.« Zwar bezieht sich der Artikel von Bohleber auf das traumatisierende Erleben im Holocaust, doch konnte ich einiges daraus in meine Situation »übersetzen«. Für mich heißt das, dass Leser meines Berichts sich möglicherweise innerlich gegen das beschriebene Geschehen wehren.

Diese Aussage ließ erneut in mir den Wunsch wachsen, dass auch Sie, lieber Herr Dr. L., über meine Therapie aus Ihrer Sicht und Erfahrung schreiben, damit beide Berichte gemeinsam in einem Buch veröffentlicht werden können. Das möchte ich genauer erklären: Als ich begann zu schreiben, ging es mir vor allem darum, Klarheit für mich zu bekommen, was denn nun *wirklich* in meiner Therapie geschehen war. Ich hatte vieles gelesen, viel gefragt und nur einiges begriffen. Während des Schreibens habe ich weitergelesen, gefragt, nachgedacht, neu definiert. Habe zu erklären versucht, geklagt, angeklagt.

Nun aber glaube ich, begriffen und verstanden zu haben, was sich in meiner Therapie abgespielt hat; deshalb geht es mir jetzt darum, zu erklären und deutlich zu machen, was Verstrickung (Kollusion) in einer Therapie ist und wie sie sich auf mich ausgewirkt hat. Noch wichtiger aber war mir darzustellen, wie ich versucht habe, den erlebten Missbrauch zu bewältigen. Mein Tagebuch, das zu führen Sie mich mehrfach aufgefordert haben, war mir eine große Hilfe bei meiner Arbeit.

Allerdings meine ich, dass meine Aufzeichnungen allein nur ein halbes Bild dessen geben, was in unserem therapeutischen Miteinander geschehen ist. Erst wenn Sie von Ihrer Warte aus und mit Ihrer Einsicht die Geschichte ergänzen und damit vervollständigen, können Leser sich ein umfassenderes Bild machen. Damit bringe ich meinen Wunsch zum Ausdruck, dass unsere verkorkste Gemeinsamkeit schließlich doch einen Sinn gehabt haben möge, und alles letztlich eine Wendung zum Guten findet.

So komme ich endlich zu der Anfrage und Bitte, die Sie gewiss erstaunen wird: Wären Sie bereit, die Geschichte meiner Therapie aus Ihrem Wissen heraus zu beschreiben für das zu veröffentlichende Buch? Auch Ihre Aufzeichnungen könnten ohne Namensnennung sein. Herr B. hat diesen Brief gelesen, ist also über mein Vorhaben informiert. Evtl. wäre er bereit, einen verbindenden und integrativen Kommentar dazu zu verfassen. Es wäre schön und wünschenswert, wenn Sie mir bald antworten würden.

10. November 2002

Lieber Herr Dr. L.!
Sie können sich gewiss vorstellen, dass ich auf eine antwortende Nachricht von Ihnen warte. Aus dieser Ungewissheit heraus möchte ich Ihnen noch ein paar Gedanken zu meinem Anliegen mitteilen: Viele Therapeuten oder auch Analytiker haben im Laufe ihrer beruflichen Tätigkeit eine oder auch mehrere missglückte Therapien bzw. Analysen durchlitten. In der Literatur wird zur Genüge davon berichtet, allerdings fast ausnahmslos in verdeckter Form. Die Autoren berichten von Vorkommnissen, »die in einer Therapie geschehen können«. Denn jeder deckt über solchen Fehlschlag, nämlich das Falsche getan zu haben, um das Richtige zu erreichen, gern den Mantel des Schweigens.

Wenn nun ein Analytiker zu solch einer schwierigen Mitteilung bereit ist, nämlich vom Misslingen einer Therapie und der heillosen Verstrickung mit einer Patientin zu berichten, wird so viel Mut gewiss Anerkennung finden.

Unsere beiden Berichte, die dann in einem Buchdeckel vereint wären, sozusagen unter dem schützenden Dach eines wohlwollenden Kommentars, machten dann sichtbar, dass auch nach schlimmen Verletzungen Versöhnung und damit Heilung geschehen kann. Es wird das eindrucksvolle Zeugnis einer Begegnung zweier Menschen sein: Suche, Identifikation und Bußübung in einem. Wir würden beide etwas von uns preisgeben und damit etwas gutmachen, nämlich unsere Geschichte zu Ende bringen.

Ich wünsche mir so sehr, dass mein Versuch, scheinbar Unvereinbares miteinander zu vereinbaren, gelingt, sofern Sie bereit sind, sich auf dieses Wagnis einzulassen.

2. Das Geschehen

Hoffnung

> Ich sah fliegende Käfige.
> Es waren Adler darin.
>
> *Stanisław Jerzy Lec*

An einem Septembertag des Jahres 1988 begann dieses Abenteuer einer menschlichen Begegnungsgeschichte. Ich hatte nach einem Psychotherapeuten gesucht und war nach mehreren Telefonaten auf den Arzt und Psychoanalytiker Dr. L. hingewiesen worden, der sich gerade niedergelassen und eine Praxis in … eröffnet habe. Mit meinen 58 Jahren war ich noch immer eine wohlerzogene, etwas naive »höhere Tochter«. Ich war als mittleres von drei Kindern mit zwei Brüdern aufgewachsen, hatte Vater und Bruder, Heimat und alles im Krieg verloren. Ich gehöre zu den Jahrgängen, die »der Gnade der späten Geburt« (Helmut Kohl, im Hinblick auf die Schuld der Deutschen am Naziterror) teilhaftig geworden waren. Mein Fühlen und Denken war also von früh an durch Angst, Krieg, Tod geprägt. Nach Abitur, Ausbildung zur Buchhändlerin und – durch eine schwere Tbc unterbrochene – Berufstätigkeit, war ich 1956 aus der DDR nach Westdeutschland entkommen. Hier hatte ich meinen späteren Ehemann getroffen, der, 25 Jahre älter als ich, seit längerem verwitwet war. Er war für mich der Märchenprinz gewesen, der mich aus Krankheit, Verlassenheit und Lebensangst errettet und geheiratet hatte.

Er war ein liebevoller, gebildeter, schöner Mann, der mir sagte, ich hätte ihn nach dem Tod seiner ersten Frau aus einem Meer von Einsamkeit erlöst. Nach Jahren glücklicher Gemeinsamkeit wurde er nun hinfällig, klammerte sich mehr und mehr an mich. Ich suchte therapeutische Begleitung, da ich ohne Angehörige war und Angst vor seinem Sterben und der nachfolgenden Verlassenheit hatte.

Beim Kennenlernen fand ich den Therapeuten nett im Sinne von warmherzig und sympathisch. Dass er so viel jünger war als ich, störte mich nicht. Er bemühte sich um mich und hatte eine wundervolle Stimme. Ich war von ihrem Klang und dem Tonfall wohl genauso beeindruckt wie vom Inhalt und den Formulierungen des Gesagten. Ich erklärte, dass ich Begleitung in meiner für mich schwierigen Lebenssituation brauche. Ich wollte klagen dürfen und Trost finden, Erklärungen für mein Verhalten und das der Menschen, mit denen ich umging. Ich war depressiv und wollte aus der Depression heraus, ich suchte einen Ort, der mir sicher war, an dem ich aussprechen durfte, was ich fühlte, ohne Zurechtweisung fürchten zu müssen. Ich wollte Wegweisung für mein künftiges Leben, für Selbstständigkeit und Unabhängigkeit. Kurz: Ich war voller Hoffnung, in dem Therapeuten einen Begleiter gefunden zu haben, dem ich sagen durfte, was mich bedrückte, fragen, was ich nicht verstand, erzählen, was ich erlebt hatte.

In den folgenden sechs Jahren meiner Therapie, die zusammenfielen mit der Pflege meines dementen und inkontinenten Mannes, der fast rund um die Uhr betreut und versorgt werden musste, war ich wesentlich selbstständiger geworden, als ich es je gewesen war. Zu Beginn meiner Therapie versprach mir der Analytiker, mit mir gemeinsam meine frühen Wunden auszuwickeln, wobei er betonte: »Das tut weh!« Wir wollten die Verletzungen miteinander anschauen, auf diese Weise Balsam darauf geben und sie neu verbinden, sodass sie langsam heilen und vernarben könnten. Danach würden die Narben zwar gelegentlich noch schmerzen, aber ich wüsste dann, was da wehtäte, und dass das auch wieder verginge.

Nur langsam stellte sich Nähe ein, Vertrauen war sehr viel eher da, aber ich brauchte mehr emotionale Nähe. Dann, nach Stunden, Monaten, Jahren erhellender, wohltuender Therapie brach diese Nähe wie ein Erdbeben über mich herein und ängstigte mich bis ins Mark. Das Grauen klopft nicht an, es rammt sich dir in den Rücken. Ich brach unter dem Geschehen nahezu zusammen und verlor doch mein Gleichgewicht gerade noch nicht. Indes war ich nicht mehr Herr(in) des Geschehens, meiner selbst.

Das Heraufbeschwören von Bildern abwesender Dinge und Personen, von Gesprächen und Empfindungen geschieht nunmehr mithilfe meiner ausführlichen Tagebücher. Mehrfach hatte Dr. L. mich ermahnt, Aufzeichnungen zu machen; widerwillig und mit Unterbrechungen hatte ich mehrmals damit begonnen und es wieder aufgegeben. Mit der Zeit aber wurde das erinnernde Aufschreiben zum Bedürfnis, schließlich schrieb ich, um mich zu retten. Und so habe ich zusätzlich zu dem, was ich in meinem Gedächtnis aufbewahrt habe, die Hilfe der geschriebenen Wörter.

Beim Beschreiben des Gewesenen geht es darum, die Dinge erneut beim Namen zu nennen, sie erneut geschehen zu lassen, um sie – mithilfe dieser Niederschriften und Bilder – besser zu durchdringen. Es geht darum, zu erkennen, welchen Wert sie für mich besitzen oder zumindest in der Erinnerung erlangt haben. Ich möchte verstehen und verstanden werden, und ich weiß, das Schreiben hätte keinen Sinn, wenn ich nicht in jeder Hinsicht schonungslos offen wäre. Freunde sind mir hilfreich; doch auch wenn sie mein Vorhaben kennen, weiß gleichwohl keine(r) von ihnen, was diese Bekundung für mich bedeutet. So sehr mildert die willfährige Sprache den grauenvollen Schock meines Erlebens ab. Bisher war es mir nur ganz selten möglich, für das Erlittene die rechten Worte zu finden, die das für Außenstehende Unverständliche verständlich machen könnten. Ich teilte es zögernd Einzelnen nach und nach mit, in der Hoffnung auf Verstehen und Mitgefühl, machte Interessierte damit zu Zeugen einer Katastrophe, die Zuhörer oder Leser bannt, weil meine Schilderung des Hergangs so unwahrscheinlich wie grotesk ist. Ich versuche jetzt mit dieser Darstellung zu erklären, was mir selbst erst allmählich klar wird, denn lange Zeit konnte ich meine Gefühle der Sehnsucht, des Verlassenseins, der hilflosen Ohnmacht nicht ergründen. Jedoch wollte und will ich meine Empfindungen und deren Zustandekommen verstehen, weil ich hoffe, dass meine Pein durch den Verstehensprozess gelindert wird. Ich suche Klarheit, aber mein Bedürfnis nach Klarheit mag für manche im Dunstkreis der Rachsucht angesiedelt sein.

Entgleisung

> Neben der Liebe auf den ersten Blick gibt es auch die Liebe auf die erste Berührung. Und die geht vielleicht noch tiefer.
>
> *Vladimir Nabokov*

Am 31. Oktober 1994 hatte mein Therapeut seine und meine Grenzen massiv überschritten. Bis dahin war mein innerster Lebensbezirk in der Therapie nahezu unberührt geblieben. Es waren meine Selbstzweifel, die nie erlaubte, kaum gelebte Lebendigkeit gewesen, die Einengung durch meinen Mann (der mit zwei Jahren seine Mutter und mit sieben Jahren seine erste geliebte Stiefmutter verloren hatte), über die wir gesprochen hatten; seine Pflege, das Angebundensein zu Hause, sein bevorstehender Tod und mein damit einhergehendes Gefühl der Verlassenheit. Wir hatten von meiner Kindheit, meinen Eltern, den Brüdern und all dem schrecklichen Erleben meiner Kinder- und Jugendjahre geredet. Ich bin ohne Angehörige, war zu jener Zeit ohne Freunde, denn Freunde für mich waren weder in meinem Elternhaus noch während meiner Ehe erlaubt. Nun also hatte ich einen Therapeuten gefunden, dem ich mich ungeschützt zeigen durfte. Ich habe viel geweint damals: um mein ungelebtes Leben, um meine toten Angehörigen, mein ungeborenes Kind, meine Wurzellosigkeit durch Krieg und Nachkrieg, mein Eingeschlossensein mit meinem Mann, meine brachliegenden Fähigkeiten. Es war eine liebe Gewohnheit geworden, zu Dr. L. nach ... zu fahren, es war ein Weg am Rande der Stadt, der durch eine birnbaumbestandene Allee führte. Und auch wenn ich manchmal nicht so recht wusste, worüber ich mit ihm sprechen sollte: zu ihm zu gehen, bei ihm zu sitzen war warm, wohltuend, entlastend, denn mein Mann wurde hinfälliger, gebrechlicher, siech, die Pflege war zur Schwerstarbeit für mich geworden. Ich war seelisch und körperlich erschöpft und Dr. L. war mein Vertrauter, meine Zuflucht geworden. Zunächst hatten die Gespräche im Gegenübersitzen stattgefunden, irgendwann sollte ich mich auf die Couch legen.

An diesem erwähnten Tag hatte der Analytiker, während ich auf der Couch lag und wir miteinander sprachen, sich mit seiner Linken langsam bis zu meiner linken Hand vorgetastet, sie dann viele Minuten lang gehalten, nur gehalten, und weitergesprochen. Dann losgelassen, einfach losgelassen, auch seine Rechte von meiner Schulter genommen, ohne ein Wort der Erklärung. Aber weitergeredet. Damit hatte er in meinem innersten Bereich Verheerungen angerichtet, die keinen Stein auf dem anderen ließen. In mir war ein Erdbeben geschehen, eine Implosion vulkanischen Ausmaßes. Der Blitz der Sehnsucht – welcher Sehnsucht? – hatte eingeschlagen. Ich verstand nicht, was das alles bedeutete. Ich spürte nur, dass mir etwas widerfahren war, was mein Sein von einer Stunde auf die andere völlig veränderte. Seither lebe ich nur mit einem Teil meines Ich in der Gegenwart, der größere Teil von mir ist mit der Bewältigung, das heißt mit der Rekapitulation, dem Nachdenken, Lesen und inneren Dialogen mit dem Analytiker beschäftigt. Denn an diesem Tag einer ersten unvermuteten, unerklärten Berührung begann für mich eine pathologische, verschämte, leidenschaftliche Verflechtung mit meinem Analytiker, die mich abhängig, süchtig, emotional hörig machte.

Ich hatte mich in den Minuten des Gehaltenseins besonders angenommen und verstanden gefühlt. Auf dem Heimweg und danach konnte ich den Aufruhr in meinem Inneren nicht verstehen, ich war einfach entsetzt. Ich war mitten ins Herz getroffen, mein Gefühlschaos war unbeschreiblich. Mein Verlangen, bei Dr. L. zu sein, war mit einem Mal ins Unermessliche gewachsen. Was heißt gewachsen? Es war vorher so nicht da gewesen, und nun floss diese Sehnsucht wie ein unaufhörlicher, nicht endender Strom durch mich hindurch. Ich war verwirrt, konnte fast nichts anderes denken, kriegte keine Ordnung in meine Gefühle und war dem Sturm meiner Empfindungen nahezu hilflos ausgeliefert. Ich hatte nicht gewusst, dass ich mich so sehr sehnen konnte. Ich war 64 Jahre alt! Bis zu diesem Augenblick war ich nicht in Dr. L. verliebt gewesen, hatte mich aber in seiner Nähe wohlgefühlt. Deshalb fand ich *mich* überbordend in meinem neuen Verlangen nach Nähe und Geborgenheit. Es war für wenige Minuten ein süßes Gefühl gewesen, endlich »zu Hause angekommen« zu sein. Aber ich wusste gleichzeitig, dass dies eine Illusion und nicht mein Ziel war. Ich hatte autonom werden wollen, unabhängig, lebensfähig auch ohne meinen Mann, und nun sah ich mich auf einmal abhängig vom Therapeuten. In mein Tagebuch schrieb ich: »Es fühlt sich an wie Liebeskummer – und doch ganz anders, weil ich das Ziel vor mir habe, unabhängig zu werden, allein sein zu können«.

Vor der nächsten Zusammenkunft hatte ich Sorge, allen Anstand, allen Stolz zu vergessen. Ich war voller Tränen und wollte nichts weiter, als in die Arme genommen sein, spüren, dass ich auch in dieser Gestimmtheit angenommen war, so, wie ich eben bin. Ich beschrieb dem Therapeuten, wie es mich nach und seit dem vorigen Beisammensein fast zerrissen hätte. Ich stieß bei ihm auf Verständnis und Besorgtheit, er sprach von seiner Zuneigung zu mir, und dass er mich mag. Er sei, da mein todkranker Mann es nicht mehr sein könne, nun mein Vertrauter geworden. Da sei mein Empfinden für ihn verständlich, er habe mich doch auch gern. Dann legte er wiederum seine rechte Hand auf meine Schulter, nahm meine linke in die seine und forderte mich auf, diese Berührung tief in mich hineinzunehmen. Auch in den nächsten Stunden hielt er meine Hand.

Dann starb mein Mann. Es war ein sanftes Verlöschen seines irdischen Daseins. Wenige Tage zuvor hatte er mir mit Worten ein letztes Geschenk gemacht: »Du bist mir alles«, hatte er geflüstert und mich dabei angesehen. Und war doch schon so weit entfernt von mir. Meine Trauer um ihn verwob sich mit meiner Sehnsucht nach Dr. L., ohne dessen Verständnis, Wärme, Zuneigung ich jetzt nicht glaubte, auskommen zu können.

Ich gehe durch sehr fremde Dinge

Etwas gab's und gab's nicht zwischen uns, etwas kam und verkam.
Wisława Szymborska

In all der Zeit (und nach mehr als sechs Jahren Therapie) hatte ich kaum bemerkt, wie sehr ich mich durch die zunehmend schwerer werdende Pflege meines Mannes selbst vernachlässigt hatte. Ich hatte zu lernen, allein in der Wohnung zu sein, für niemanden Sorge tragen zu müssen. In einer der Therapiestunden sagte Dr. L., ich solle mir keine Sorge machen, wenn es jetzt nicht vorwärts ginge, ein Fortschreiten würde sich nach und nach wieder einstellen. Ich war traurig, trostbedürftig, verloren, und als mich der Analytiker nach Wochen fragte, was ich mir von ihm wünsche, wagte ich zunächst nicht, ihm anzuvertrauen, nach was ich mich von Herzen sehnte. Nachdem er mich mehrmals ermuntert hatte, ihm doch meine Wünsche zu nennen, begann ich zögernd, dass er mich in seine Arme schließen, an sein Herz nehmen möge. Er ging langsam auf mich zu, legte beide Arme um mich; ich aber machte mich starr und steif aus Sorge, die Kontrolle über mich zu verlieren. In mir stieg der Satz auf: »Das ist verboten.« Doch in der darauf folgenden Stunde hielt er mich von Neuem umfangen und trug mir auf, nun ihn zu umarmen. Bei einer der nächsten Begegnungen sagte er, während er mich hielt: »... und lassen Sie die Hände tun, was die Hände tun möchten.«

Zögernd strich ich ihm über den Kopf, die Haare, den Nacken. Und dann wanderten meine zärtlichen Hände über sein Gesicht, die Finger fuhren den Brauen nach und über die Lider, erfassten die Schläfen, kamen zu den Backenknochen, trafen sich an den Nasenflügeln. Meine Hände liebkosten seine Wangen mit dem Bart, begegneten sich am Kinn, trennten sich, um am Hals herab zu Schultern, Armen, Händen zu gelangen. Ich spürte die Nähe und Wärme seines Körpers, atmete sie ein. Ich fühlte mich wie eine Empfangende, Geduldete, die das Schild gelesen hatte: »Eintreten nur nach Aufforderung«, und die nun, nach dieser Einladung, das Wunder erlebte, dass sie den geliebten Therapeuten zärtlich berühren durfte. Unser Schweigen trennte uns, was hätte ich ihm sagen sollen? Dass er für mich das schönste aller Menschenkinder sei? Zudem machte mein Verstand mir wiederum klar, dass es nur eine therapeutische Umarmung sei (das half aber gar nichts), auch als der Analytiker erneut sagte, dass er mich gern habe. Ich war ihm dankbar, anstatt glücklich zu sein. Und ich hatte Angst: Angst, mich zu verlieren an eine mögliche, unmögliche Liebe. Ich hatte lernen wollen, mich wohler zu fühlen mit mir selbst, stattdessen war eine Tür geöffnet worden zu der unzerstörbaren Sehnsucht nach einem Leben, das so nicht ist und nie sein kann, und das in keiner Verbindung zu meinem täglichen Leben stand. Derweil wiederholte er: »Sie sollen hier wissen und lernen, dass

Sie gemocht und schön gefunden werden.« Und dass die Therapie eine besondere Form der Nähe sei. Es mag vermessen klingen, aber von nun an ließ mein Gefühl für ihn alle bisher gekannten Grenzen hinter sich. Jener Augenblick gehört mir als etwas so Kostbares, wie es mir nur ein Mal zuvor im Leben geschenkt worden war.

Ich gab mein Herz

> Nicht da ist man daheim, wo man seinen Wohnsitz hat, sondern da, wo man verstanden wird.
>
> *Christian Morgenstern*

Das alles ging einher mit einer radikalen Veränderung meiner Selbstwahrnehmung. Ich verstand mich nicht mehr, stand vor einem Rätsel, dem ich wieder und wieder nachzuspüren suchte. In den folgenden Monaten wurde die Atmosphäre erotisch aufgeladen; bei manchen Umarmungen und Berührungen habe ich des Therapeuten Zuneigung gespürt und »tief in mich hineingenommen«, so wie er mich immer wieder ermahnt und aufgefordert hatte. Ich konnte nicht nur sein Geben spüren, sondern auch sein Nehmen, das mich beglückte. Konnte ich ihm damit doch meine Zuneigung, meine Dankbarkeit, meine Wärme und Herzlichkeit, ach alles, was ich auch von ihm empfangen hatte, zurückgeben. Ich wollte ihn so gern beschenken, so, wie er mich beschenkt hatte: »Ich mag Sie mit all Ihren Seiten mehr, als Sie sich selber mögen«, hatte er einmal gesagt, und hinzugefügt: »und spüren Sie ganz genau nach, was diese Umarmung Ihnen sagt.«

Ich überließ dem Analytiker die Verantwortung für das Geschehen und für mich. Ich hörte nicht auf meine innere Stimme, nicht auf seine Körpersprache, die mir zeigte, dass er einen Schritt zurücktrat, sein Gesicht abwandte, den Stuhl zur Seite zog, ehe Berührung oder Umarmung geschah. Ich verließ mich auf seine Worte des Erlaubens, des Verstehens, anstatt mich zur Wehr zu setzen, weil er immer von Neuem dieses Durcheinander meiner Gefühle provozierte. Ich hatte gesagt: »Ich müsste mich festbinden und mir die Ohren verschließen wie einst Odysseus, damit ich Ihren Sirenengesängen nicht erliege«, und bekam zur Antwort: »Das ist ein kraftvolles Bild.« Ich war dem Zauber seiner Sprache, der seltsamen Magie seiner Worte erlegen. Und das Chaos in mir wurde schlimmer; mit jeder Umarmung verstärkte sich meine Sehnsucht nach Dr. L., ich idealisierte ihn mehr und mehr. Er hatte mir Zärtlichkeiten in Gesten und Worten erlaubt, und ich dachte, sagte, tat Dinge, von denen ich nie geglaubt hätte, dass sie mir adäquat seien. Mit jeder Umarmung überschritt ich die Grenze meiner Erziehung. Ich demütigte mich, weil ich auf jede auffordernde Frage von ihm: »Was brauchen Sie?« ihn umarmte, geschwisterlich ergriffen oder auch leidenschaftlich entflammt; und das schließlich auch ohne sein Anerbieten, ja, gelegentlich gegen seinen spürbaren Widerwillen tat. Ich hatte einmal während einer Umarmung gesagt: »Das ist verboten!« Und wurde mit den Worten: »Ich bin nicht so orthodox«, beruhigt. Ich hatte viele Wochen später – in einer Zeit der sentimentalen Vertraulichkeit –, beglückt darüber, dass er heil und gesund aus seinem Urlaub im Wallis zurückgekehrt war, mit einem schnellen Kuss seine Lippen gestreift. Der Therapeut hatte das sehnsüchtige Kind in mir immer wieder aufs Neue verlockt. Es war ein fortwährendes Wechselbad für meine Empfindungen zwischen Vertrautheit und Fremdsein, zwischen Zaudern und sich überlassen. Mehrmals habe ich damals in Not und Verzweiflung gefragt: *»Warum haben Sie mir das angetan?«*

Ich hatte mir lebendig sein anders vorgestellt, hatte nicht gedacht, dass ich täglich so viel Kraft brauche, um den Aufruhr meiner Gefühle unter Kontrolle zu halten. Wenigstens nach außen wollte ich ruhig und gelassen erscheinen! Der Analytiker fragte mich, nachdem ich mich wieder einmal beklagt hatte: »Wollen Sie die Gefühle zudecken? Einen Deckel drauf tun? Oder wollen Sie sie bearbeiten? Das ist schwere Arbeit!«

»Ja, ich will diese Gefühle bearbeiten, denn sonst habe ich ständig Sorge, dass der Vulkan an ungeeigneter Stelle ausbricht.«

Und beim Abschied sagte er: »Spüren Sie Ihre Lebendigkeit und nehmen Sie diese Umarmung tief in sich hinein!«

Ein anderes Mal meinte der Therapeut: »Ihre Wünsche an mich sind nicht klar. Sie scheinen meine Zuneigung unterschiedlich wahrzunehmen.

Dabei haben Sie doch gesehen, wie sehr ich mich über die Plätzchen gefreut habe oder auch damals über die Rosen. Da habe ich doch meine Freude und meine Zuneigung gezeigt!«

»Aber ich spüre nur die Zuneigung von Dr. L. für Frau A., und ich möchte so gern die Zuneigung von P. für Margret spüren!«

Seine Gegenfrage hieß: »Warum haben Sie keine anderen Kontakte, wo Sie Ihre erotische Ausstrahlung zeigen können?«

Voller Bitterkeit gab ich zurück: »Weil ich alt bin. Und Witwen gibt es zuhauf.«

Ich hoffe so tief und so hoch und so stark

Gib mir den Mantel, Martin,
aber geh' erst vom Sattel
und lass dein Schwert, wo es ist,
gib mir den ganzen.

Ilse Aichinger

In jener Zeit machte der Analytiker mir deutlich, dass meine Mutter meine kindliche Lebendigkeit nicht ausgehalten habe und dass sie mir überdies »verboten« hatte, einen anderen Menschen als sie zu lieben. Das war nach intensiver analytischer (Traum-)Arbeit deutlich geworden. Er meinte, dass meine Mutter – wie die böse Fee in *Dornröschen* – mich verwünscht habe. Die Dornenhecke, die mich gefangen halte, könne nicht einfach von dem Königsohn durchhauen werden, der müsse warten, bis die Zeit erfüllt sei. Aber dann sei Dornröschen frei.

Doch ich hatte zeitweise das Inbild, dass der Analytiker es wie meine Mutter machte; zwar konnte ich spüren, was alles an guten Gefühlen, Wärme, Liebe da war, aber wenn ich daran teilhaben wollte, schien alles nur eine Illusion zu sein, war mögliche Nähe durch innere Distanzierung aufgehoben. Oft fühlte ich mich gedemütigt, provoziert, hingehalten. Warum hatte er auf meine gezielten Fragen hin nicht ganz klar gesagt, dass es so viel Zuneigung, wie ich mir wünsche, in einer

Therapie nicht gäbe, zumindest bei ihm nicht? Warum dieses in der Schwebe halten? Wollte er vermeiden, sich durch Bestimmtheit angreifbar zu machen? Ich fand, dass ich mich verrannt hatte. Ich hatte mein Herz weit geöffnet, weil Dr. L. so getan hatte, als ob ich von ihm so gemocht würde, wie ich bin. Als ich dies am Ende einer Stunde einmal geäußert hatte, meinte Dr. L.: »Es war heute so viel Nähe zwischen uns entstanden. Und nun kippen Sie diese hässliche Soße des Verbots darüber. Ich spüre das, aber ich kann das Verbot nicht einfach wegschieben. Wir müssen uns damit befassen.«

Einst hatte der Analytiker mir – ausdrücklich um zu bestätigen, wie gut er mich in meiner Vater-Problematik verstehen könne – erzählt, wie überaus glücklich sein Vater über seine, meines Therapeuten Geburt gewesen sei. Es sei aus dieser Zeit sogar noch ein Brief vorhanden, in dem sein Vater seine Freude über die Ankunft eines Sohnes nach zwei Töchtern schildere. Doch dann habe seine Mutter ihn seinem Vater vorenthalten. So sei sein Vater, gleichermaßen wie der meine, ein sehr ferner Vater gewesen. Das aber habe er in seiner Lehranalyse längst aufgearbeitet. Sein Anvertrauen hatte mich gerührt. Nun, so viel später, berichtete er nach einer Fortbildung: »Ich denke, ich kann Sie jetzt besser verstehen. Ich habe eine tiefe Sehnsucht nach einer Person in der Fortbildungsgruppe verspürt. Da war ein solches Brodeln in meiner Brust, wie Sie es mir immer wieder von sich beschrieben haben. Doch hatte dies alles gar nichts mit dieser Person zu tun, sondern es ging letzten Endes um meine Sehnsucht nach meinem Vater.« Und später sagte er: »Erlauben Sie sich Ihre Sehnsucht!«

Welch eine Erleichterung, dass er mein Kinderleid – die beanspruchende Mutter, den fernen, strengen Vater – aus eigenem Erleben so gut kannte und verstand! Und dass ich mich sehnen durfte, nach dem »Papa«, nach ihm.

Die Erlaubnis des Therapeuten – immer wieder ausgesprochen –, dass ich »hier meine Gefühle zulassen, meine Lebendigkeit zeigen dürfe«, sollte schließlich ein lebenslanges Verbot, lieben zu dürfen, außer Kraft setzen. Seine Worte waren von großer Ausdruckskraft, geprägt von einer geradezu spürbaren, umarmenden Zärtlichkeit. Und endlich, endlich hatte ich ihm geglaubt, vertraut, zeigte meine Gefühle: Ihn umarmend sagte ich all das, was Herz und Sinne ausfüllte. Diese Liebeserklärung wollte kein Antrag sein, gar für eine reale Verbindung, sondern im eigentlichen Wortsinn versuchen, meine Liebe zu erklären und damit zu verstehen. Bis zu diesem Zeitpunkt war ich nicht nachhaltig mit dem Gefühl überzeugt gewesen, von ihm so ganz und gar angenommen und wirklich gemeint zu sein. Wenn ich es dieses eine Mal zutiefst erfahren könnte, das Angenommensein und Verstandenwerden auch ohne Worte, dann brauchte ich nicht immer mehr Umarmungen, Worte der Bestätigung. Eine innere Gewissheit gaukelte mir vor, dass ich mich mit diesem Zeichen seiner Zuneigung von ihm lösen könne. So fragte ich Dr. L., ob er mir einen Kuss geben würde. Ich hatte seinen Worten bisher wohl nicht wirklich getraut.

Ich bin eine Frau, und fast zwei Jahre lang hatte mich der Therapeut mit seinen Einladungen und Umarmungen immer wieder aufgeheizt. Mein erotisches Verlangen war nach einem langen, todesähnlichen Schlaf von Neuem erwacht, und ich hatte mich dessen geschämt. Tausend Mal wichtiger aber war für mich der Gedanke, dass ich ihm absolut würde glauben können, wenn er über seinen Schatten springen und mir einen Kuss geben würde. Das wäre gleichsam die Bestätigung, dass ich seinem Versprechen trauen könnte, die Gefühle, die Lebendigkeit zu leben und zu zeigen, die ich in mir trage. So sollte dieser Kuss die Erlaubnis sein, mein Leben wirklich als meines leben zu dürfen, nicht mehr für andere und deren Wünsche da sein zu müssen. Es war mein kindlicher Anteil, die noch immer nicht Erwachsene, die sich seiner, also des Therapeuten, ein Mal ganz sicher sein wollte. Ich suchte die Bestätigung und die Sicherheit, dass ich erwachsen bin und ihn – als Stellvertreter von Vater und Mutter – nicht mehr brauche und ihn verlassen, eigene Wege gehen dürfe. Bis zu diesem Zeitpunkt hatte ich viele Jahre lang immer wieder nachts geträumt, dass ich noch das Abitur machen müsse. Endlich lag das Reifezeugnis für mich zur Abholung in der Schule bereit, aber das war in diesem letzten Abitur-Traum auf einmal nicht mehr wichtig.

Kurswechsel

> Eine tiefe emotionale Verletzung heilt nur in einem emotional antwortenden Feld.
>
> *Niklaus Roth*

Von meiner Mutter hatte ich mich bis zu ihrem Tod 1985 nicht lösen können. Als mein Vater gegen Ende des Krieges 1945 eingezogen wurde, ermahnte er mich Vierzehnjährige – beim Abschied für immer am Kasernentor –, ich müsse für meine Mutter sorgen und auf sie aufpassen, sie selber könne das nicht. Zu diesem Zeitpunkt waren meine Brüder schon tot. Mein kleiner Bruder war an Diphtherie gestorben, mein großer Bruder siebzehnjährig am Ende des Krieges an der Ostfront vermisst. Ich war das letzte Kind, die schreckliche Tochter, die am Leben geblieben war, während die guten Kinder nicht mehr lebten. Ich war nie autonom geworden und wollte es doch unbedingt werden. Das alles war mir damals nicht so klar, wie ich es heute aufschreibe. Aber ich wusste ganz sicher um die unabdingbare Wichtigkeit meines Wunsches, mich vom Therapeuten ablösen zu wollen. Die Antwort auf meine Bitte war vernichtend! Er erklärte: »Ich küsse nur drei Frauen auf den Mund: meine Frau, meine Schwägerin und meine ehemalige Freundin.«

Ich war entsetzt, schämte mich, wusste nichts zu sagen, setzte mich auf meinen Stuhl. All meine gewaltig aufgetürmten Erwartungen, und dann passierte dies! Dabei zeigte er nichts anderes als sein nüchtern entspanntes Gesicht und schien kein bisschen irritiert. Eine trügerische Unaufgeregtheit. Ich hatte meine Hoffnung zu ihm getragen, gedacht, dass er »sehen« würde, um was es mir ging. Ich wollte spüren, ein Mal nur, eine Sekunde nur, aber das für immer, dass ich wirklich »gemocht und schön gefunden« werde, dass meine Gefühle erlaubt und richtig sind, dass ich meine Lebendigkeit zeigen darf.

Die nun einrastende Routine, das Heben und Senken seiner Stimme im Weitersprechen zu hören, beruhigte mich etwas. Er sprach von seinen Grenzen, an die ich gestoßen sei, und ich fühlte mich erbärmlich und schuldig. Alles in mir weinte. Ich hatte ersehnt, dass er um meinetwillen seine Grenzen ein paar Schritte weit überwinden könnte, dass auf ihn Verlass wäre, dass er mir Schutz und Halt geben würde, so lange ich dessen bedurfte. Ich hatte gehofft, dass er wissen würde, was ich meinte und brauchte.

In der nächsten Stunde fragte ich: »Wieso drückt sich seelisches Verlangen in körperlichem Verlangen aus, weshalb wollte ich einem Kuss so viel mehr vertrauen als Ihren Worten?«

»Weil Sie so oft belogen und betrogen worden sind.«

»Aber ich weiß doch, dass Sie mich nicht betrügen.«

Und wieder fragte er: »Was brauchen Sie?« und streckte mir die Hände entgegen.

»Das wissen Sie doch«, gab ich zurück.

»Versuchen Sie, es auszusprechen.« Und dann in der Umarmung sagte er: »Nehmen Sie die Umarmung in sich hinein und bewahren Sie sie. Und lassen Sie Ihren Schutzmantel wachsen.«

In den darauf folgenden Wochen und Monaten war der Analytiker für mich oft als Person nicht existent. Er nahm sich völlig aus allem heraus, nachdem es doch vorher in unseren Gesprächen so viel Persönliches – auch über sein Leben – zu erzählen gegeben hatte. Ich begann mich zu fürchten, wie jemand, der sich fürchten muss, weil er nur den einen Menschen hat, dem er vertrauen kann, der mich aber nun unversehens emotional hungern und frieren ließ. Auf mein Nachfragen hin meinte er: »Haben Sie meine Anteilnahme denn nicht gespürt? Ist sie nicht zu Ihnen rübergekommen? Was brauchen Sie?«

»Die Gewissheit, dass Sie zu mir halten.«

»Was bekommen Sie zu wenig?«

»Nähe und Wärme und Sicherheit, denn Sie treiben dasselbe böse Spiel mit mir, das einst meine Mutter mit mir spielte: ›So wie du bist, bist du nicht liebenswert.‹ Ich fühle mich wie eine unwürdige Greisin, ich fühle mich entehrt.«

»Ich habe meine Grenzen also nicht klar genug gemacht?«, fragte Dr. L.

»Nein«, meinte ich, »einerseits haben Sie bei den Umarmungen Ihre Grenzen ja immer von Neuem überschritten, andererseits haben Sie es versäumt, klar zu machen, was alles tabu ist.«

Er fuhr fort, mich abzuwehren – leise, verhalten, dann deutlicher, bestimmter. In nahezu jeder Stunde sagte er: »Sie sind an meine Grenzen gestoßen.« Das klang wie eine Drohung. Ich war verzweifelt über diese Abwehr, die mir unbegreiflich war. Ich fragte, klagte, verstand nicht. Er leugnete seine Abwehrhaltung, sagte Dinge, die mich zutiefst verletzten (»Ihre Tränen rühren mich kein bisschen«, nach meiner Erzählung eines mich erschütternden Traumes) und versetzte mich in Panik, als er bekannte, er habe sich die ganze Zeit geirrt, er habe Tomaten auf den Augen gehabt.

In langen Jahren hatte ich meinen Therapeuten als warmherzigen, einfühlsamen, freundlichen, besorgten, klugen Helfer erlebt. Nun empfand ich ihn oft als abweisend, kühl, verschlossen und ich reagierte darauf mit Vorhaltungen, Anklagen, Vergleichen mit früheren Stunden. Ich stolperte ständig über sein plötzliches Unverständnis und verlor jede Orientierung. In diesem Hin und Her, diesen Qualen der Ungewissheit rief ich oft beklommen aus: »Ich begreife das alles nicht!« Ich spürte seine emotionale Abwehr und konnte seine intellektuelle Zuwendung nicht genügend wahrnehmen. Unerklärlich waren für mich meine übergroßen Nähewünsche, die mich bedrängten und abhängig sein ließen von Dr. L. Ich wollte sie verstehen, denn lange Zeit schien er sie doch verstanden und erlaubt zu haben. Aber nun beschuldigte er mich: »Ihre Nähewünsche sind Ihre Form der Attacke«, und dass ich eine Liebesbeziehung zu ihm anstrebe, dass ich Nähe um jeden Preis wolle. Er bezichtigte mich: »Sie nehmen mir übel, dass ich auf meine Grenzen achte.« Ich war eingehüllt in das Gefühl, dass mir absichtlich und wider besseres Wissen Unrecht widerfuhr. Ich hatte keinerlei inneren Abstand mehr.

Warum konnte er nicht ein liebevoller Zweit-Vater oder Nach-Vater sein? Ich hatte mich den Versprechungen und meinen Gefühlen ausgeliefert, als ich seinen Sirenengesängen gelauscht hatte, die so süß waren. Er hatte himmelgleich und engelhaft gesungen mit seiner Stimme, die singt, wenn sie spricht. Es war eine warme, dunkle Stimme, die zu mir von einer Welt gesprochen hatte, die ich bis dahin nicht gekannt hatte. Die Stimme hatte mich gestreichelt, eingehüllt wie in ein Tuch, gewoben aus Wärme und Nähe, sie war Milch für das Baby, das nach Nahrung, Halt, Orientierung schreit. Endlich der Mensch, der mein Schreien hört, ja, der geradezu um mich wirbt, weil ich so, wie ich bin, willkommen bin.

Allmählich forderte seine Abwehr meine Gegenwehr heraus. Ich machte ihm Vorwürfe, die er mit Gegenvorwürfen beantwortete. Wir sagten einander schreckliche Sachen. Aber es wurde nichts davon thematisiert, bearbeitet. Ich wusste nicht, dass wir zu diesem Zeitpunkt schon so verstrickt waren, dass er oft keinen Durchblick, keinen Abstand hatte. Er war imstande gewesen, das Gefühl des Wunderbaren in mir zu wecken; dann jedoch war er außerstande, dieses Wunderbare unterstützend zu stärken oder auch nur zu tolerieren.

Irrtum und Irrweg

> Es gehört zum Wesen einer Krise,
> dass sie nicht mit ihrer Lösung beginnt.
>
> *Robert Menasse*

»Das Schicksal hat an Ihre Tür geklopft und in Ihrer Person und mit Ihrer Geschichte auch an die Tür des Doktor L. Hoffentlich merkt er das!« Mit diesen Worten überraschte mich der alte Analytiker Dr. M., den ich in meiner Verzweiflung um Rat und Hilfe gebeten hatte. Auch wenn dieser Satz mir damals weder hilfreich noch wegweisend erschien, fühlte ich mich doch ernst genommen. Es hatte Monate gebraucht, bis ich innerlich bereit war, meinen langjährigen Therapeuten an einen anderen zu verraten.

Zu Beginn meiner Therapie hatte mein Analytiker mich aufgefordert, über unsere Gespräche mit niemandem zu reden, auch nicht mit meinem Mann. Doch einmal hatte ich, aus entsetztem Erkennen heraus, meiner Freundin Sally einiges preisgegeben. Sie hatte mir erzählt, eine ihr damals fremde junge Frau habe ihr während eines Seminars berichtet, dass sie zu Dr. L. zur Therapie gehe, dass sie ihn liebe, dass sie sich wiedergeliebt fühle und sich Hoffnungen auf ihn mache. Auch sie ist eine früh Missbrauchte. Und Sally hatte mich gefragt: »Ist der so zum Verlieben?« Sie wusste, *dass* ich zu Dr. L. zur Therapie ging. In der nächsten Sitzung packte ich das bei Dr. L. schuldbewusst aus. Aber es wurde nicht weiter erörtert. Auch später noch fragte ich einmal, ob ich über die Therapie sprechen dürfe. Und ich hatte einst Dr. L. versprochen, dass ich ihn nie denunzieren würde, als er seine Angst davor zweimal geäußert hatte. Nun machte ich den Versuch, meine laufende Therapie und damit mich selbst zu retten, ein erster Schritt zur Bewältigung einer im Misslingen begriffenen Analyse.

Dr. M. erklärte mir am Beispiel des französischen Generals Giraud, der im Zweiten Weltkrieg in deutsche Gefangenschaft geraten und trotz seines gegebenen Ehrenwortes geflohen war, dass man in lebensbedrohlichen Situationen ein Versprechen nicht halten müsse. Und ich war in Lebensgefahr mit meinen schrecklichen Suizidgedanken.

Ich war in Panik geraten, als Dr. L. mir beiläufig gesagt hatte, er habe anscheinend Tomaten auf den Augen gehabt. Bei den Umarmungen habe er immer nur »die kleine Margret« gesehen. Er habe sich da geirrt. Auf mein beharrliches Nachfragen hin bekam ich eine ausweichende Antwort: »Ja, vielleicht habe ich Ihnen auch gelegentlich falsche Impulse gegeben. Eine Analyse besteht ja aus Angeboten, die nur zum Teil angenommen werden, leider.« Ich verstand nicht, was er damit gemeint hatte. Etwas zu erklären hielt er wohl für überflüssig, obwohl ich mehrfach gefragt hatte.

Mein Therapeut war der einzige Mensch, der für mein seelisches Leben unentbehrlich geworden war. Er war meine Brücke zum Leben. Seine Ablehnung mir gegenüber, seine verschlossene Art, »auf der Hut vor mir zu sein«, sein Verhalten, so zu tun, als ob er mir zugewandt sei, erfüllte mich mit tiefem Schmerz, den ich nicht länger ertragen zu können glaubte. Er schien verschlossen wie ein Garten, dessen Schönheit ich sehen konnte, den er aber für mich nicht öffnen wollte. Ich verstand nicht, was geschehen war, was mir in fast jeder Therapiestunde widerfuhr. Deshalb hatte mich mein Suchen zu Dr. M. geführt.

Grenzerfahrungen

> Mit dem missverstandenen Ethos des distanzierten Analytikers wird manchmal der Sadismus überdeckt.
>
> *John Klauber*

Ich versuchte, mir mein Leben ohne Dr. L. vorzustellen: Es ging nicht. Ein Abschiednehmen war unmöglich. Wie sollte mein Leben, meine Zukunft, mein In-der-Welt-Sein aussehen, wenn ich nie mehr zu ihm gehen, nie mehr bei ihm sein durfte? Doch es musste sich etwas ändern, denn ich hatte mein inneres Gleichgewicht vollkommen verloren. Mein Herz schrie sich tot. Über mich war ein Schrecken hereingebrochen, den ich nicht einmal ansatzweise verstehen konnte. Ich hatte beständig das alles durchdringende Gefühl von Unwirklichkeit. Wie konnte ich lernen, mit dem Gefühl der Entbehrung von Nähe angemessener umzugehen, den Mangel besser zu verwalten? Immer wenn ich fragte, verwies er mich auf seine Grenzen, von denen ich meinte, dass er sie als Manövriermasse benutzte. Seine Mauern, Grenzen, Barrieren waren für mich unheildrohend geworden, weil ich nie wusste, wann er sie wie ein falsches Trumpf-Ass aus dem Ärmel ziehen würde oder wann er sie nur durch sein Schweigen markierte. Sie waren veränderlich, unzuverlässig, das machte sie noch bedrohlicher für mich. Ich kämpfte dagegen an und beschwerte mich: »Ihre Grenzen sind eine schwere Hypothek für eine Patientin.« Und ich bekam zur Antwort: »Ja, das ist richtig.«

Oft erbat ich von ihm Eindeutigkeit in seinen Antworten oder Erklärungen, aber meist blieb er bei vieldeutigen Aussagen oder er schwieg. Seine Unschärfe, seine manchmal ambivalenten Formulierungen luden mich zu Auslegungen ein, die gewiss oft nicht zutrafen. Je strenger er sich gab, umso schwächer erlebte ich ihn. Er verbrauchte viel Kraft, um zu verbergen, was er nicht meisterte, anstatt dieses Vermögen seines Wissens und Könnens für mich einzusetzen. Über meine Innenwelt durfte mit einmal nur noch in Andeutungen gesprochen werden. Es war wie ein Unpersönlichwerden aller Gefühle, unseres Bundes. Dabei war ich zum Bersten voll mit Verzweiflung über das Versteckspiel, mit Sehnsucht nach Berührung, mit Schuldgefühlen wegen meiner, mir von ihm vorgeworfenen versuchten Grenzverletzung, mit Hoffnungslosigkeit wegen der mir von ihm zuteilwerdenden Geringschätzung. Ich fragte, welche Motive bei seiner Kehrtwende mitgespielt hätten? Ich blieb jedoch ohne Antwort. Und ich begann schließlich, weil ich mich in eine Sackgasse manövriert fühlte, offen zu rebellieren.

Kurz vor Weihnachten 1996 schickte ich ihm eine gewagte, witzige Karte, gemalt von einer englischen Künstlerin, die eine halbnackte Domina mit einer Peitsche zeigt, die fragt: »Anyone for a whipping?« Ich schrieb auf die Karte, dass ich mich nun endlich richtig zur Wehr setzen würde. Sechs Tage zuvor hatte ich ihm ein Weihnachtsgeschenk gebracht, liebevoll ausgesucht und zusammengestellt, wie jedes Jahr. Doch just in dieser Stunde war er frostig und zum Erkälten; meine Reaktion darauf war eben diese frivole Karte, die meine erwachte Wehrhaftigkeit zum Ausdruck bringen sollte.

Immer hatte er sich über meine Geschenke gefreut, kleine Gaben einer großen Liebe, hatte sich manchmal gleich und dann noch einmal schriftlich oder telefonisch sehr bedankt. Doch in diesem Jahr standen nach dem Fest mein Geschenk und die unfeine Karte auf dem Beistelltisch. Nur die Plätzchen waren wohl gegessen und hatten geschmeckt; sein Ärger galt dem Unverdaulichen. Ungehalten fragte er mich: »Was haben Sie sich dabei gedacht«, und deutete auf meine Gaben. Ich hatte ihn mit meinem Präsent erfreuen wollen, danach erst war ich ja auf die Idee mit der frechen Karte gekommen. Jetzt nach dem Fest aber war er geladen und sagte fast drohend: »Sie wollen erzwingen, dass ich mich mit Ihnen befasse.« Er fragte: »Sie bringen immer wieder eine riesige Energie auf, um jede Woche zur Therapie zu kommen, obwohl ich Sie so verletze. Wie bringen Sie diese beiden Gefühle, Zuneigung und Verletztheit, unter einen Hut?« Da brach es aus mir heraus, dass ich erkannt sein wolle von ihm, so wie ich nun einmal bin, ich sei nicht so, wie er mich haben möchte, und dass ich seine Aggression nicht aushalte. Er schaute kühl bis ans Herz, während ich seine Gefühlskälte beklagte. Seine ungerührte Erwiderung war, dass ich heute viel von meiner Vitalität gezeigt hätte.

Früher einmal, als er mich noch gern hatte, hatte er mir versichert, dass ich niemals etwas von ihm zu befürchten hätte. Wollte er, weil ich frech gewesen war, mich in dieser unfreundlichen Stunde das Fürchten lehren?

Die geheime Macht unserer Verstricktheit

> Es ist ein Paradox: Erst wenn ich als der, der ich bin, geliebt werde, habe ich die Freiheit, der zu sein, der ich bin.
>
> *David Runcorn*

In der folgenden Zeit versuchte ich Dr. L. immer wieder zu erklären, dass er mich verzerrt wahrnehme. Er hatte soviel Verschüttetes in mir ans Licht gebracht, hatte mich damals zu Zuneigung bei gleichzeitigem Respekt ermuntert, als ich noch glaubte, aufdringlich zu sein. Mein Therapeut hatte tröstend gesagt: »Ich habe gewusst, dass der Segen eines Tages über mich kommt, das ist in Ordnung«; er hatte versprochen, dass Nähe und Zuneigung erlaubt seien. Auf meine Verwunderung hin: »Woher haben Sie das alles gewusst?« bekam ich zur Antwort: »Das hatte sich angebahnt.«

Langsam fühlte ich und verstand doch nicht, dass nun für mich ein Prozess der Desillusionierung begonnen hatte. Ich war zu verwirrt und stand ihm zu nah, um alle Puzzleteile sinnvoll zu verbinden und zu nutzen und klammerte mich an früher gesprochene Worte der Zuneigung. Dr. L. hatte mir von einer seiner Patientinnen erzählt, die so furchtbar unter ihrem Chef zu leiden hatte, dass sie schließlich kündigte. Und bei dieser Gelegenheit habe der Arbeitgeber gestanden, dass er sie, die Angestellte (und Patientin von Dr. L.), liebe. Und mein Analytiker war bemüht, mir zu erklären, wie hart die Liebe sein kann, welche Umwege ihretwegen gewählt würden. Und er bedeutete mir, dass meine Gefühle »hier« erlaubt seien, ich dürfe auch weiterhin Zärtlichkeiten verbal äußern.

Eine doppelte Botschaft für mich! So war ich an ihn verloren, dass ich nicht fragte, nichts klarstellen wollte. Natürlich hoffte ich im Stillen, dass Dr. L. mir mit seinem Bericht von der anderen Patientin signalisieren wollte, dass er mich zwar liebe, aber um der Therapie willen hart mit mir umgehen müsse. Das war mein Strohhalm in der folgenden Zeit.

Ich hatte dem Therapeuten die Verantwortung für mich überlassen, als ich mich in der Not angesichts des Sterbens meines Mannes und der Verwirrung meiner Gefühlswelt ihm restlos anvertraut und ausgeliefert hatte. Ich war so sicher gewesen, dass er mein Bestes wollte. Dass er viel wusste und konnte, hatte ich in langen Jahren erlebt. »Ich bin sehr gut ausgebildet«, hatte er mir zu Beginn der Therapie einmal erklärt; Eitelkeit war ihm nicht vollkommen fremd. Was nützte mir das jetzt, wenn ich in nahezu jeder Stunde spürte, dass er mit meinen Gefühlen nicht adäquat umgehen konnte und mich deshalb mit seinen Zurückweisungen quälte? Zwar hatte er mir schon mehrmals angekündigt, dass harte Arbeit vor uns liege, und ich hatte erwidert, dazu sei ich bereit. Dabei sah ich sein Vorgehen nicht als harte Arbeit, sondern als Bestrafung und wollte von ihm wissen, wofür er mich bestrafe? Seine Antwort war: »Sie werden hier nicht bestraft!«

Vor Dr. M. – er war ein wenig älter als ich – breitete ich regelmäßig diesen ganzen Wust aus. Er war ein belesener und frommer Mann, ein Analytiker alter Schule. Ich berichtete von den vorangegangenen Sitzungen bei Dr. L., ging dabei teilweise sehr ins Einzelne, wollte von ihm das erklärt bekommen, was ich nicht verstanden hatte. Aber in erster Linie ging es um die Verletzungen, die Dr. L. mir immer wieder zufügte. Dr. M. redete mir dann immer wieder gut zu, meine Therapie nicht abzubrechen. Er war verständnisvoll, meinte, dass vieles für mich schwer zu ertragen sei, aber das sei leider in einer Analyse so. Ich würde mein Golgatha erleben, aber dahin müsse ich erst kommen, und dann wäre ich frei. Vielleicht hat er auch »erlöst« gesagt. Dr. M. erkundigte sich, ob Dr. L. integer (= sittenrein) sei. Über manche Äußerungen oder Deutungen von Dr. L. lachte er schallend, zum Beispiel als Dr. L. mich angeschnauzt hatte: »Sie wollen mich demontieren, das lasse ich nicht mit mir machen!« Aber er erkannte anscheinend die Verstrickung nicht, in der wir uns befanden. Es hätte nur wenig Ermutigung gebraucht, dann hätte ich bei Dr. L. aufgehört. So aber wurde mir beigebracht, dass ein

Therapieabbruch den Therapeuten bis ans Lebensende kränke, und das wolle ich Dr. L. doch sicher nicht antun.

Ich war ohne Hilfestellung immer noch nicht eigenständig genug und zu verfangen, als dass ich allein einen Schlussstrich hätte ziehen können. Dr. L. war doch der Therapeut, und ich dachte, er weiß, was er tut und wozu das gut ist. Das Mühlrad des Unverstandenen drehte sich ständig in meinem Kopf. Und bei aller Verzweiflung war ich doch immer noch vertrauensselig. Welchen Nutzen hatte ich noch von dem Fortbestehen unseres Beziehungsproblems? Hatten wir eines? Mein Therapeut schien keine Freude mehr an der Arbeit mit mir zu haben. Ich kam mir nur noch lästig vor und war mir in meiner Gefühlswelt, meinem Schmerz, meiner Sehnsucht, meiner Verzweiflung zunehmend wesensfremd; das machte mir Angst und führte zu schweren Selbstanklagen. Seine Grenzen begrenzten *mich*, engten *mich* ein. Ich fühlte mich erpresst von diesen Grenzen, die ständig zu berücksichtigen doch nicht meine Aufgabe, das Problem der Patientin sein konnte?

Das Chaos in meinem Inneren war entsetzlich. Der Therapeut verschrieb mir ein Psychopharmakon (Taxilan), »damit die Gefühle Sie nicht so überfluten«, anstatt mir zu erklären, was mit mir geschah. Für die Kränkung also Pillen. Im Alltag war ich wie gelähmt. Da ich kaum noch schlafen konnte, bat ich meinen Hausarzt um Schlaftabletten. Bei dieser Gelegenheit erkundigte der sich nach meiner Therapie, von der er natürlich wusste. Ich fing an zu weinen, wusste nicht, was ich antworten und damit preisgeben sollte. Schon zwei Mal hatte mir mein Therapeut vorgeworfen, dass ich seinen Ruf ruinieren und ihn um seine Existenz bringen wolle. Es hatte sich mir früher ein inneres Bild aufgedrängt und nicht mehr losgelassen, dass ich mich in seinem Haus mit Benzin übergießen und mich dann anzünden müsste. Das hatte ich berichtet, nachdem ich diese Vorstellung über mehr als zwei Wochen nicht mehr loswerden konnte. Dr. L. konnte in all dem nicht meine Not erkennen. Er sagte: »Immer denke ich zuerst an andere, nun aber denke ich einmal zuerst an mich; denn Sie wollen nicht nur mein Haus anzünden, sondern mich damit auch ruinieren und um meine Existenz bringen.« Das andere Mal hatte ich ihn gefragt, warum er immerfort seine Grenzen so sehr betone?

Zuvor sei er doch oft darauf bedacht gewesen, die Grenzen zwischen uns zu verwischen? Sehr ärgerlich fuhr er mich an: »Grenzen zu verwischen ist eine massive Abwertung. Wenn Sie das an die … (seine Standesorganisation) schreiben, ist mein Ruf ruiniert, und ich bin meine Existenz los!«

Befrachtet mit diesem Wissen saß ich nun vor meinem Hausarzt. Der fragte weiter, wie lange meine Therapie denn schon liefe? Als er mein achteinhalb Jahre hörte, meinte er sofort: »Da ist etwas nicht in Ordnung! Wollen Sie nicht erzählen?« Nein, das wollte ich nicht. Er schlug vor, dass er eine Kollegin konsultieren wolle, ob mir das recht sei? Ich wechselte den Hausarzt, ohne Angabe von Gründen, aus Angst, er käme hinter mein Geheimnis, diese schamvolle, bedrängende, unwürdige Hörigkeit.

Mangelnde Orientierung

> Wanderer, es gibt keinen Weg.
> Der Weg entsteht erst beim Gehen.
> *Antonio Machado*

Auch mit vielen Bekannten und Freundinnen kam ich nicht mehr zurecht. Nur Sally wusste von meiner Therapie. Als ich sie kennenlernte, hatte sie mir erzählt, dass sie eine Therapie mache, und ich hatte kurz die meine erwähnt. Später hatte ich ihr, wie ich es weiter oben beschrieben habe, ungewollt mehr von mir und meiner Not erzählt. Sie meinte bei diesem Gespräch mitfühlend: »Da tust du mir ja echt leid, da gehst du ja durch die Hölle.« Und so war sie zu meiner Vertrauten geworden. Andere aber konnten sich meine Veränderungen im Verhalten ihnen gegenüber nicht erklären. Beziehungen versandeten, endeten einfach mit Abbruch. Ich verlor viele Kontakte, wichtige und unwichtige. Am Schlimmsten war es, meine langjährige Freundin Maggi zu verlieren. Sie hatte mich zu Ostern in die Oper eingeladen. Zufällig saßen wir neben Dr. L. und seiner Frau. Ich war in Panik. Dr. L. übersah mich zunächst geflissentlich, sagte irgendwann später aber höflich: »Guten Abend.« Es kam in der Pause mit meiner Freundin zu einem überflüssigen Wortwechsel, der mich über Gebühr verletzte und der genügte, dass ich ihr wenige Tage später aus meinem Gefühlsnotstand heraus einen Abschiedsbrief schrieb. Es war mir unmöglich, ihr von Dr. L. und mir zu erzählen. Sie hat mich nie gefragt, warum ich mich so plötzlich von ihr abwandte.

Nicht dass ich sehr allein gewesen wäre. Ich kannte genug Menschen, ich ging zur Gymnastik, zum Chor, zum Englisch-Unterricht, zum Wandern, lernte Leier zu spielen. Doch war dies alles maßlos anstrengend, weil nur eine äußere Hülle von mir unterwegs war. Meine Gedanken waren bei Dr. L. Zu jedem Beisammensein mit ihm ging ich voller Hoffnung, dass sich etwas klären würde. Dr. M. hatte mich ermahnt, nicht »*nach*zudenken«, sondern »dabei zu denken«. Und so passte ich in den Sitzungen auf wie ein Schießhund, wann und warum ich nach kurzer Zeit zum greinenden kleinen Mädchen wurde (Regression). Aber ich fand den »Switch« nicht, das heißt, ich bemerkte den Zeitpunkt nicht, an dem wir uns von der Erwachsenen-Ebene entfernten, der Therapeut zu »Vater« oder »Mutter« wurde und ich zum Kleinkind.

Gedächtnisprotokoll der Therapiestunde am 22. Mai 1997
Nachdem ich es in einem Brief an Dr. L. geschrieben hatte, habe ich wiederholt:

»*Sie haben mich missbraucht, wie es früher ›Hochwürden‹ mit mir getan hat. Sie bereichern mit mir Ihre Fantasie und diffamieren mich hier.*«

»Welche Fragen, welche Erwartungen haben Sie?«, fragte Dr. L. mit unterdrücktem Zorn in der Stimme.

»*Keine.*«

»Dann will ich eine Standortbestimmung versuchen, damit die Situation klar wird. Sie haben von Anfang an gewusst, dass ich Ihr Therapeut bin und Sie meine Patientin sind. Sie kommen hierher zur Therapie, um Ihre Lebendigkeit draußen leben zu können. Aber Ihre Lebendigkeit ist durch mich gefangen und eingeengt. Das muss mit Ihren frühkindlichen Erfahrungen zusammenhängen. Sie haben um Vaters Liebe gebuhlt, also müssen Sie trotz all seiner Abwehr etwas von seiner Zuneigung gespürt haben. Auch wenn Sie ihn mir nur negativ geschildert haben, habe ich versucht, Ihnen seine guten, Ihnen zugewandten Seiten zu zeigen.«

»Ja, ich glaube, dass ich bei meinem Vater in eine harte Schule gegangen bin und es wohl nur deshalb so lange hier bei Ihnen aushalte.«

»Mir Missbrauch in einem Atemzug mit ›Hochwürden‹ vorzuwerfen ist unglaublich und ein schwerwiegender Vorwurf von Ihnen!«

»Das stimmt. Aber Sie haben mir erlaubt und mich mehrfach angehalten, Kritik zu üben, haben mich immer wieder aufgefordert, meine Wut 'rauszulassen, meine Aggression auszusprechen. Leider spüre ich im Moment keine Wut sondern nur Bitterkeit. Doch im Grunde ist all das Schlimme, das Sie mir antun, winzig im Vergleich zu meiner Zuneigung zu Ihnen.«

»Vielleicht wäre es für Sie nicht auszuhalten, wenn beide Gefühle, Verletztheit und Zuneigung, gleich groß wären? Aber ich möchte die Sache heute mit dem Verstand angehen. Zuerst war zwischen uns ein normaler Kontakt, der sich dann gewandelt hat, weil ich zunächst mehr Nähe erlaubt habe. Und auch heute noch dürfen Sie Ihre Zuneigung verbal äußern.«

»Und das tue ich, obwohl ich weiß, dass das nicht angebracht ist. Aber mein Gefühl ist stärker als mein Verstand, die Worte liegen mir ganz vorn auf der Zunge. Ich kann mit dem Verstand nichts gegen mein Gefühl ausrichten. Ich will mich doch von Ihnen ablösen und komme nur noch ein Mal in der Woche zu Ihnen, obwohl das für mich die Hölle ist. Ich zähle die Stunden, bis ich wiederkommen darf. Aber ich will unbedingt durchhalten und es schaffen.«

»Und wie ist das für Sie, wenn Sie auf der Couch liegen?«

»Früher haben Sie mir zugewandt gesessen. Die letzten Male haben Sie zum Fenster schauend gesessen, da waren Sie sternenweit entfernt.«

»Aber wenn Sie mir gegenüber sitzen und mich sehen, sehen Sie auch in meinem Gesicht meine Reaktionen, die Sie dann verletzen«, sagte der Analytiker.

»Ja«, erwiderte ich, »Sie werden dann blass, und Ihr Gesicht und Ihr Körper werden ganz starr. Und in Ihr versteinertes Gesicht hinein muss ich dann meine tiefsten, heiligsten Gefühle sagen.«

»Ich merke das leider oft nicht. Sagen Sie es mir doch dann sofort. – Wie haben Sie die heutige Stunde empfunden?«

»Es war reine Verstandesarbeit. Mein Gefühl hungert und friert. Ich fand die Stunde dennoch wichtig, und ich hoffe immer, dass Erkenntnis mich aus diesem Tief herausholt.«

»Leider hat meine Erlaubnis so überaus tief in Ihnen Wurzeln geschlagen, dass sie immer noch wirkt, obwohl die Zeit längst darüber hinweggegangen ist.«

»Ich habe doch nie ein privates Liebesverhältnis zu Ihnen angestrebt! Aber Ihr Verhalten mir gegenüber, besonders im März vorigen Jahres hat mich aufblühen lassen. Ich weiß doch nicht, was den ›Switch‹ bewirkt hat. Ich spüre Ihre Mühe, Ihre Gedankenarbeit, Ihr Engagement, Ihre Zuneigung. Wenn ich Ihnen gleichgültig oder lästig wäre, hätten Sie mich bestimmt längst abserviert. Aber das ist eben das Vertrackte: Ich spüre Ihre Zuneigung und weiß doch nicht, woran ich mit Ihnen bin.«

Nur allmählich erkannte ich unsere Verstrickung. Je mehr Nähe ich bei meinem Therapeuten suchte, umso schneller machte er dicht, und wenn er sich verschloss, bedrängte ich ihn umso stärker. Ich sprach es an, aber es gab kein Echo.

Inzwischen hatte ich die Besuche bei Dr. M. beendet. Vom November 1996 bis zum Herbst 1997 war ich regelmäßig ein Mal in der Woche für zwei Stunden zu ihm gegangen. Er hatte mir Unterstützung gegeben, war manchmal Zuflucht gewesen, aber ich erkannte, dass er mir nicht durchgreifend helfen konnte.

Ich lebe nicht, ich vegetiere

> Der einzige Weg, den ich kenne, wie Beziehungen wirklich verbessert werden können, ist die Analyse der bestehenden Beziehung.
>
> *Thea Bauriedl*

Ich hatte mittlerweile das zehnte Therapiejahr begonnen. In der Praxis von Dr. L. war eine Ankündigung an der Pinnwand ausgehängt, dass demnächst ein Workshop stattfinde, »Klang und Rhythmus, Leib und

Seele« oder so ähnlich. Ich fragte meinen Therapeuten, ob es sinnvoll sei, diesen Workshop zu besuchen, ob ich nicht zu alt dafür sei? Er antwortete, ich solle mich mit dem Leiter in Verbindung setzen und ihn fragen. Er selbst habe nichts dagegen. Und auf meine weitere Frage, ja, ich dürfe dort über meine Therapie reden. – Ich sprach also dort darüber, schrie einmal meine Not förmlich heraus. In anderem Zusammenhang erklärte mir der Leiter, Dr. R., Arzt und Analytiker, dass Dr. L. sein Freund sei, vor den er sich immer schützend stellen würde. Leider habe ich diesen Satz später nicht genügend bedacht.

Wieder zu Hause rief Dr. R. mich nach einigen Tagen an und bot mir eine Supervisionsstunde gemeinsam mit meinem Analytiker an. Der war wütend: »Ich habe sowieso viel zu viel Ärger auf Sie festgehalten! Außerdem habe ich Schwierigkeiten wegen der Rivalität; aber das ist meine Sache.« Dann erklärte er sich einverstanden mit einer Supervisionsstunde. – Zu deren Beginn erklärte mir Dr. R.: »Du erlebst heute eine Sternstunde! Zwei Analytiker bemühen sich um dich, und deiner ist einer der besten, die ich kenne!« Es wurde eine Therapieshow! Ich will da durchaus kränkend sein in meiner Beurteilung. Ich bezahlte den Supervisor und auch meinen Therapeuten, der in dieser Stunde fast nicht gesprochen hatte. Wenn eine Frage bedrängend für ihn wurde, lenkte er ab. Meine anfängliche Hoffnung war schnell zerronnen; ich war gefragt worden: »Hast du vielleicht etwas durcheinandergebracht in deiner Therapie?« Und ich hatte erwidert: »Warum hilft er mir denn nicht, alles zu entwirren?« Keine Reaktion. Abschließend gab Dr. R. mir auf den Weg mit: »Eine Therapie ist dazu da, dass man sich selbst auf die Schliche kommt, und nicht, dass man seinem Therapeuten auf die Schliche kommt.« Wahrlich eine Sternstunde!

Als ich Dr. L. in unserer nächsten Stunde fragte, in welcher Eigenschaft er eigentlich bei der Supervision gewesen sei, meinte er, das wisse er auch nicht. Doch habe er erkannt, dass er auf dem richtigen Wege mit unserer gemeinsamen Arbeit sei.

Später einmal hatte ich gelesen, dass es in Therapien Beziehungsfallen gäbe, in denen Analytiker und Patient gefangen sein könnten. Aber Dr. L. meinte dazu empört: »Beziehungsfalle? Ich? Nein!« Und kurz darauf sagte er: »Sie haben diese Wut auf mich, weil ich Sie verführt und sitzen gelassen habe.« Ein Kavaliersdelikt? Ich war schockiert, ich fragte, wieso ein Analytiker von sich aus bekenne, er habe seine Patientin verführt und sitzen gelassen, das täten doch im Alltag nur Lumpen, und hörte mir die Erklärung an, er habe mich verführt, meine eigenen Gefühle und Wünsche wahrzunehmen, und mich auf diesen Wünschen und Gefühlen sitzen lassen, als ich an seine Grenzen gestoßen sei. Meine Sehnsucht nach ihm sei ein früher (damals verbotener) Inzestwunsch, von ihm ausgebuddelt, vorher habe dieser Wunsch im Unbewussten geschlummert. Seit wann wusste er das so klar? Konnte es bei einem kleinen Mädchen wie mir Inzestwünsche an einen Vater geben, den der Analytiker als Popanz bezeichnet hatte? Ich wurde das Wort vom Vater-Popanz lange nicht los.

Der Widerspruch, dass eine intelligente, erfahrene Frau von Mitte 60 in eine derart abhängige Position kommen und sich doch nicht daraus befreien kann, brachte mich fast um den Verstand. Ich konnte diese emotionale Hörigkeit, den Zustand der völligen Abhängigkeit von Dr. L. willentlich nicht auflösen. Obwohl ich doch in dieser analytischen Therapie hatte lernen wollen, autonom und selbstständig zu werden. Das erzeugte in mir eine so tiefe Verzweiflung, dass die Suizidgedanken zunahmen, sich verstärkten, bildhafter wurden. Der erwachsene Teil in mir wusste sehr rasch, dass in der Therapie etwas schiefging, aber es fehlten mir Überblick und Wissen und auch der Mut, das zu äußern. Das hätte ja zu vermehrter Kritik am Therapeuten geführt, den ich doch so dringend zu brauchen meinte. Auch Wohlerzogenheit kann manchmal sehr im Wege sein. Mein Kopf wusste, dass meine Sehnsucht nach Dr. L. nichts anderes war als neurotischer Schrott, mein Herz hielt ihn für die große Liebe meines Lebens. Erklärend dazu hatte Dr. M. zu mir bei Gelegenheit gesagt, dass ich mit dem Verstand meine Situation nicht erfassen könne.

Irgendwann hatte ich Dr. L. gefragt, ob er das emotionale Risiko mit mir eingehen wolle? Ja, das wollte er. Und ein anderes Mal hatte ich zu ihm gesagt, wenn *mich* jemand mit seiner Liebe so bedrängen würde, wie ich das bei ihm täte, würde ich eiligst die Flucht ergreifen. Er gab ungerührt zur Antwort, dass es seine Unterlassungssünde gewesen sei, mir seine Grenzen nicht früher gezeigt zu haben. Zunächst hatte er erklärt, dass seine Barrieren nichts mit mir zu tun hätten (was ich nicht nachempfinden konnte und wozu ich vergebens um eine Erklärung bat). Viele Monate später sagte er dann, dass seine Barrieren natürlich etwas mit mir zu tun hätten. Da war ich entsetzt und wollte wissen, ob es meine Gegenwart oder mein Verhalten sei, das seine Barrieren hochgehen ließe? Seine einfache Antwort war: »Es ist unsere Beziehung!« In dieser Zeit sagte er auch, dass er von nun an härter mit mir umgehen werde. Und etwas später: »Ich werde nicht mehr nett zu Ihnen sein.« Kränkend, geradezu entwürdigend empfand ich, dass er mir vorhielt, er habe mein schreckliches Gesicht nicht ertragen können, er habe es ausblenden müssen. Meine gute Erziehung hatte es mir lange Zeit verboten, dem Therapeuten meinen Zorn entgegenzuschleudern. Endlich war ich in der Lage, meine Empörung zu artikulieren, ich schrie ihn an:

»In jeder Stunde haben Sie mich die Köstlichkeit Ihres Seins sehen und spüren lassen. Aber als ich davon kosten wollte, haben Sie gelacht: APRIL, APRIL. Und mir zu verstehen gegeben: Ich bin gar kein Mann, ich bin nur eine Attrappe mit Therapeutenbart und Sprechmaschine innen drin. Nur meine Mami darf mit mir spielen. Und du bist ein böses Mädchen, du bist an meine Grenzen gestoßen und hast gesehen, dass ich nicht groß und stark bin, sondern nur ein Popanz.«

»Ja, ich habe Ihre Mutter geschlagen und Sie getroffen.«

»Warum?«

»Was war, war.«

»Sehen Sie noch einen Weg für uns beide?«, fragte ich voller Verzweiflung.

»Wir müssen eben mit unseren Schwächen leben«, meinte er dazu.

Wenig später hatte er mich angerufen, gefragt, wie es mir ginge. Wir müssten das aufarbeiten, ich könne übermorgen zu einer Stunde kommen.

In dieser Sitzung, zu der er mich gedrängt hatte, war ich kaum fähig, den Erklärungen des Analytikers über meine Mutter und die Projektionen zu folgen. In meinem Tagebuch steht, dem Therapeuten seien erklärtermaßen meine verschiedenen Seiten nicht klar gewesen, deshalb habe er nach meinem Wutausbruch keine Reaktion zeigen können.

Wortwaffen

> Die sehnsüchtige Liebe zu einem anderen Menschen offenbart oft erst die Sehnsucht nach den vernachlässigten oder vergessenen Seiten in uns selbst.
>
> *Laura Stein*

War ich wirklich an seine Grenzen gestoßen oder eher auf seine Unfähigkeit, mir auf der emotionalen Ebene zu antworten, wenn ich meine Gefühle zeigte und an ihn herantrug? Ich hatte wieder einmal auf der Couch liegen sollen, hatte bei geschlossenen Augen im schwarzen Raum ein Mandala gesehen, hellblau im goldenen Strahlenkranz, ernst, fern, erhaben. Als es Zeit war, aufzustehen und zu gehen, hatte der Analytiker gefragt:

»Wollen Sie sagen, was in Ihnen vorgeht?«

»Ich habe gebetet, dass ich gut über die nächsten fünf Minuten wegkomme.«

Seine Gegenfrage: »Sie meinen die Trennungssituation?«

Dass ich ihn früher oft hatte umarmen dürfen, war für mich ein Zeichen des Angenommenseins gewesen. Welch hohen Preis musste ich nun zahlen; ich fühlte mich nicht mehr willkommen, geradezu unerwünscht. »Sie sind sehr enttäuscht von mir«, fragte er, »was erwarten Sie von mir?«

»Klarheit«, antwortete ich.

»Klarheit worüber?«

»Woher diese tiefe Sehnsucht kommt, die mich lähmt, blockiert, traurig macht, die ich nicht abschütteln kann. Die ich so schmerzhaft empfinde und nicht verstehe.« Dann: »Aber sprich nur ein Wort, so wird meine Seele gesund!« Das war tiefste Verzweiflung, innigstes mich an ihn wenden!

Seine Antwort: »Sie überhöhen mich!«

Während ich auf der Couch gelegen hatte, hatte ich mich oft und in vielen Stunden mit meiner Seele auf einen anderen Planeten begeben, hatte mich von dem, was mein Leben sonst ausmachte, entfernt und mich auf eine innere Reise eingelassen, die mich zu mir selbst führte oder führen sollte, hatte mich abgekoppelt von der Realität.

Ich war nur noch ein einziger Aufschrei. Dr. L. hatte mich angeleitet, in die Tiefen meiner Gefühle hinabzusteigen und dort meine Liebe zu ihm zu finden (»ich habe gewusst, was auf mich zukommt«, hatte er früher einmal wohlwollend gesagt. Wenn er mir jetzt manchmal eine überbrate, geschähe das aus dem Unbewussten.) – »Warum gehen Ihre Barrieren jetzt immer öfter und schneller hoch?«, wollte ich von ihm wissen.

»Daran sind Ihre erotischen Wünsche schuld«, kam als Antwort.

Da hatte ich also meine Gefühle zugelassen, meine Lebendigkeit gezeigt, nun wurden sie als erotische Wünsche diskriminiert! Er hatte mich verlockt und verführt, mich ihm anzuvertrauen mit meinen tiefsten, geheimsten Gedanken, die nun zerredet, entweiht, besudelt wurden von meinem Therapeuten, den ich immer stärker als Sadisten empfand. Meine heiligsten Gefühle wurden plötzlich als unmoralisch gebrandmarkt.

Ich fragte ihn: »Sehen Sie vielleicht meine erotischen Wünsche durch das Brennglas Ihres Begehrens, das sicherlich nicht mich meint?« Lud ich ihn ein, mich mit Worten zu misshandeln? Oder war es nur seine massive Abwehr, wenn er mich immer wieder kränkte?

Kurz darauf hatte ich wiederum gefragt: »Warum machen Sie jetzt auf einmal dicht?«

»Das hat mit Ihren erotischen Wünschen zu tun und mit Macht. Wenn du mir nicht hilfst, wird es dir schlecht gehen, das ist Ihre ungesagte Botschaft an mich.« Dabei wurde umgekehrt ein Schuh draus! »Meinen Sie, dass meine erotische Seite nicht genügend bekommt?« fragte er mich. Und dann: »Sie idealisieren mich, Sie sind aggressiv und lassen das nicht 'raus, die Wut springt Ihnen aus allen Knopflöchern und doch stellen Sie mich auf einen Sockel! – Empfinden Sie mich als sadistisch?«

»Ja«, erwiderte ich, »das tue ich!«

»Hatten Sie das Gefühl, dass ich Sie klein mache«, fragte er, und ich sagte: »Ja«. Er beschwerte sich, dass ich ihn abwerte, räumte andererseits ein, dass wir miteinander verzahnt seien. Ich schrieb ihm:

»Lieber Herr Dr. L.! Jetzt endlich weiß ich, dass und warum ich wütend auf Sie bin. Ich würde es Ihnen besser und lieber am nächsten Montag sagen. Aber bis dahin ist meine Wut sicherlich abgestanden und vielleicht sogar verraucht. Und ich hocke dann wieder in meiner gewohnten Sentimentalität. Also schreibe ich Ihnen spontan, obwohl ich weiß, dass ein geschriebenes Wort viel schwerer wiegt als ein gesprochenes.

Ich bin wütend auf Sie, weil Sie ein Blindgänger im wahrsten Sinne des Wortes sind. Sie sind blind und taub meinem Anliegen gegenüber.

Ich bin wütend auf Sie, weil Sie keine Supervision in Anspruch nehmen, um dadurch einen Ausweg aus diesem entsetzlichen Clinch zwischen uns beiden zu suchen – zu finden.

Ich bin wütend auf Sie, weil Sie bei mir keine Therapie mehr machen, sondern Terror.

Ich soll Sie von Ihrem Sockel, auf den ich Sie nicht gestellt habe, herunterholen. Das tut weh: nicht nur Ihnen, auch mir.

Trotz allem: Ich bedarf Ihrer Zuneigung und bitte Sie darum.«

Folterkammer

Ich will geliebt sein oder ich will begriffen sein, das ist eins.

Bettina von Arnim

In der darauf folgenden Stunde – Dr. L. hatte sich artig für meinen Brief bedankt – bat ich, meine erotischen Wünsche zu definieren. »Sie meinen also, wenn ich Ihre erotischen Wünsche nicht erfülle, hätte ich Sie schon verlassen?«

»Ich habe nie gedacht«, sagte ich, »dass Sie meine erotischen Wünsche erfüllen sollen. Aber ich möchte endlich wissen, weswegen Sie mich beschuldigen, anklagen, aburteilen?«

»Sie haben also das Gefühl, Ihre Wünsche wären nicht in Ordnung?«

»Doch, die sind in Ordnung«, erwiderte ich, »aber Sie werfen sie mir immer von Neuem vor und machen deswegen dicht. Solche Gefühle und

Wünsche von Patienten gehören doch zur täglichen Arbeit eines Therapeuten.« – Ich war noch nicht so weit, in mir selbst genügend Halt und Sicherheit und Geborgenheit zu finden, hatte erst lernen wollen, bei mir selbst zu Hause zu sein. Immer noch meinte ich, Beistand zu brauchen, Beratung, liebevolle Begleitung.

Warum nur, warum ging ich regelmäßig und immer wieder in seine Praxis? Ich zählte die Tage, die halben Tage, die Stunden. Vor jeder Begegnung mit ihm war ich voller Hoffnung auf Verstehen, Zuwendung, Freundlichkeit, Wärme. Und stieß immer von Neuem auf seine für mich vernagelten Ohren. Daraus wurde oft ein Desaster oder eine Demütigung, der ich gelegentlich mit Frechheit zu begegnen versuchte.

Ehe Dr. L. das Zimmer betrat, in dem ich schon Platz genommen hatte, verabschiedete er sich noch freundlich von der Sekretärin, einer auch mir zugetanen, gewinnenden Frau. Durch die offen stehende Tür hörte ich die beiden miteinander sprechen, verstand aber die Worte nicht. Sie erinnerten mich an zwei Vögelchen, die einander liebevoll etwas zuschilpten. Manchmal, wenn diese Plauderei mir zu lang dauerte, und ich vermutete, dass er sich noch mit Freundlichkeit bevorraten wolle, befielen mich Neid und Eifersucht. Wollte er mir zeigen, dass er mit anderen gut auskommen konnte? Nach diesem »Montagmittagabschiedsgezwitscher« mit der Sekretärin betrat er schließlich das Beratungszimmer, eisig, steinern, wortlos. Setzte sich mir mit höflich unausgesprochenem Desinteresse gegenüber, reglos abwartend, was ich berichten würde. Oft hatte ich den mir unverständlichen Drang vor ihm niederzuknien (ihn aus der Sicht des Kleinkindes zu sehen?), ihn anzuflehen, Gnade walten zu lassen, mir wieder freundlich gesinnt zu sein. Einmal in meiner Not tat ich etwas ähnlich Aussehendes – noch heute schäme ich mich dieses kindlichen Ausdrucks meines Jammers.

Dr. L. hatte angeboten, mir in der nächsten Stunde Entspannungsübungen beizubringen, ich möge mich dazu entsprechend kleiden. Ob ich immer noch Angst hätte, dass er mich 'rausschmeiße? Wie jetzt meine Körpergefühle seien? Was der Körper tun möchte? Ach, zu ihm gehen, ihn spüren; aber das durfte nicht sein! Also: mich schützen vor ihm, bei mir sein. Ich ließ mich vor meinem Stuhl auf die Knie gleiten, dann igelte ich mich ein. Sofort rutschte er von seinem Sessel herunter, setzte sich auf den Teppich, wohl um mit mir auf einer Ebene zu sein, und ich schrie ihn an: »Bleiben Sie weg!« Ich befürchtete, dass ich alle Kontrolle verlieren, ihm um den Hals fallen, ihn anbetteln würde, doch wieder gut zu mir zu sein! Ich war zwar nun 67 Jahre alt, doch jetzt war ich nur noch ein verzweifeltes kleines Kind, das zu verhungern und zu erfrieren drohte, und er war der großmächtige, alles versagende Herrscher, Herr über Leben und Tod, zu kühl, um väterlich zu sein. Ich war völlig außer mir und erwartete, dass er mich in eine Zwangsjacke stecken lassen würde. Aber nichts dergleichen geschah; er reichte mir ein Papiertaschentuch. Er hieß mich aufstehen, die Augen öffnen, im Raum umhergehen; er ging vor mir her, vielleicht, um mich nicht ansehen zu müssen. Ich sollte bis in den Beckenbereich atmen, und er fragte mich, wie weit herunter der Atem gehe? Ich zeigte: bis zum Ende des Rippenbogens, und er fragte: »Was sitzt darunter?« »Der Schrei«, antwortete ich, aber ich schrie ihn nicht, den Schrei! Es war zwar nicht verboten, hier meine Gefühle zu zeigen, aber erwünscht war es eben auch nicht. Ich setzte mich artig auf meinen Stuhl, weinte und wartete, dass die Stunde zu Ende ginge.

Einst hatte er zu mir gesagt: »Wenn ich nicht dächte, dass Sie es schaffen, wären Sie nicht mehr hier.« Damals hatten mir seine Worte auf der Verstandesebene Hoffnung vermittelt, mein Gefühl aber hatte sich sofort gegen diese Formulierung gewehrt: So viel hatte ich über wert und unwert sein, über Selektion gehört, gelesen. Wenn ich also keine Erfolg versprechende Patientin gewesen wäre, hätte er mich demnach fortgeschickt. Herr über Leben und Tod. Ich hatte also nicht nur um meinet-, sondern auch um seinetwillen erfolgreich zu sein. Nun also saß ich klein und demütig, voller Scham vor ihm. Ich hatte um Hilfe geschrien, aber er hatte mich nicht gehört. Er war blind und taub mir gegenüber, doch leider beherrschte ich die Sprache der Blinden und der Tauben nicht. An diesem Tag wurde mir erstmals eindrücklich klar, dass ich endgültig und unverrichteter Dinge zu gehen hätte. Aber ich war noch nicht so weit, denn bei Flucht und im Stich-Lassen drohte Verderben, Vernichtung, Todesstrafe.

Alle Hoffnung ist zu Kreuze gekrochen

Das Herz war längst schon auf den Herbst gefasst,
auf einen milden, aber nicht auf diese Last.

Paul Zech

Dies alles ist mir noch heute einfühlbar und doch unverständlich. Meine Verzweiflung über die unterschwellige Zurückweisung des Therapeuten war so groß, dass ich in Demut auf dem Boden vor ihm lag und damit wie um Gnade und Verstehen bat. Meine Freundin Sally sagte später, als ich es ihr in meiner von mir selbst unverstandenen Not erzählte: »Dafür würde ich mich verachten!« – Nein, ich habe mich nicht verachtet; geschämt, ja, auch immer von Neuem habe ich mich gefragt, warum ich mich so gedemütigt habe. Ich war in Todesnot. Der einzige Mensch, der mir die Nahrung, die ich brauchte, geben konnte, verweigerte sie mir.

»Wie bringen Sie Ihre Sehnsucht und Ihre Aggression unter einen Hut?« hatte er mich ja gefragt. Und mich angeblafft: »Sie wollen Nähe um jeden Preis?« Dafür hatte ich ihn in meiner Verzweiflung einen alten Geizknochen genannt, der mir nicht das Schwarze unter'm Fingernagel an Nähe gönne.

Gedächtnisprotokoll der Therapiestunde vom 6. April 1998
»Oh, Sie haben ein Monochord! Haben Sie es selbst gebaut?«, fragte ich zu Beginn der Stunde.

»Nein. – Möchten Sie zur vorigen Stunde noch etwas sagen?«, fragte Dr. L. kühl.

»Nein, lieber nicht.«

»Sie waren anscheinend enttäuscht?«

»Ja. Es ging mir zunächst gut, aber nach der Hälfte der Zeit bin ich dann abgekippt.«

»Schon beim Vorlesen des Märchens?«

»Nein, danach. Sie sind ja nur auf die eine Stelle eingegangen, die für mich überhaupt nicht wichtig war.«

»Daran sieht man den Unterschied zwischen uns beiden. Ich habe mich als offen und Ihnen zugewandt erlebt und nun höre ich, dass Sie nicht zufrieden mit mir waren. Und dann läuft bei mir mein altes Muster ab, was ich anders, besser, richtiger hätte machen sollen. Wo habe ich nicht genügt?«, fragte der Analytiker missvergnügt.

»Schon meine Frage, ob Sie den sonnigen Sonntag haben genießen können, haben Sie nur mit Ja beantwortet, da habe ich mich abgewehrt gefühlt.«

»Ich war auf der Autobahn. Nun ja, besser bei gutem als bei schlechtem Wetter. Aber ein Genuss war es nicht. Darum habe ich weiter nichts gesagt. Sie haben das anscheinend als Barriere empfunden, obwohl gar keine da war. Sie spüren meine Barrieren viel früher, wenn ich sie noch gar nicht wahrnehme. – Ihr Blick war in der vorigen Stunde nur mühsam für mich auszuhalten, mühsam für meine Augen.«

»Wenn ich aus dem Fenster schauen soll, brauchen Sie es mir doch nur zu sagen«, meinte ich daraufhin.

»Nein, das ist es nicht. Das Schlimme ist, dass Sie so viel als Zurückweisung auffassen, auch meine Barrieren.«

»Ich weiß schon, dass die zu Ihrem Schutz da sind. Aber warum müssen Sie sich schützen vor mir? Ich habe Sie doch offener, wärmer, herzlicher erlebt.«

»Ja, vielleicht müssen wir uns noch mal um Supervision kümmern. – Sie denken, dass ich Sie nicht mag?« Seine Frage klang eindringlich.

»Nein, so ist das nicht. Ich weiß, wie viel Mühe Sie aufwenden für mich. Aber meine Bedürftigkeit ist SO groß. Ich möchte mich angenommen fühlen von Ihnen. So denke ich immer, dass ich nicht liebenswert bin.«

»Das ist der Kind-Anteil in Ihnen, den Sie mal eine Zeit lang wegsperren müssen, um objektiv sein zu können.«

»Geht denn das?«

»Ja, das geht. Ich muss das auch tun. Oft, wenn ich meine kindliche Lebendigkeit für Sie öffne, habe ich das Gefühl, dass Sie mir auf die Finger klopfen. Das tut mir weh, und dann mache ich dicht.«

»So wie am Anfang der Stunde, als ich nach dem neuen Monochord gefragt habe?«

»Da haben Sie meiner Ansicht nach gedacht: Na, für mich spielst du das bestimmt nicht.«

»Aber nein, ich habe an Thomas Z. gedacht und deshalb gefragt, ob Sie Ihr Monochord auch selbst gebaut haben.«

»In diese ungesagten Sachen legen wir beide leicht Fehldeutungen hinein.«

Erneut hatte ich nach Supervision für uns beide gefragt, nachdem er das Thema ja kurz angesprochen hatte. »Was versprechen Sie sich davon?«, hatte er wissen wollen, und ich hatte wiederum geäußert: »Klarheit.« Doch Supervision kam für ihn nicht infrage. Aber das sagte er nicht geradeheraus; wie so oft gefiel er sich in Andeutungen. Und ich fürchtete mich, ihn mit weiteren Fragen zu provozieren, um mein inneres Bild von dem wohlmeinenden Therapeuten nicht zu verlieren, das ich so dringend bewahren wollte. Da nun zwei meiner Freundinnen von meiner Geschichte etwas wussten, mir aber auch nicht spezifisch beistehen konnten, schien der einzige Ausweg für mich das Lesen psychoanalytischer Literatur zu sein, das mir Wissen und Verstehen vermitteln konnte.

Dr. L. hatte mir wieder einmal nahegelegt, dass ich alle Gefühle bei ihm zeigen dürfe, das sei sein therapeutischer Anspruch an sich selbst, aber leider hielte er meine Gefühle eben nicht aus. Er hatte in dieser Stunde einige seiner Schwächen bekannt: »Ich war nicht reif und gefestigt genug«, hatte er gesagt, und: »Ich wäre gerne stärker.« Zum ersten Mal spürte ich einen Beiklang von Trauer und innerer Bewegtheit bei seinem Eingeständnis, erst dadurch wurde es wahr und annehmbar für mich. Und er versprach mir, mich zu begleiten, so lange ich ihn brauche. »Bestimmt?«, fragte ich. »Ja, bestimmt«, antwortete er.

Der Unbeugsame

> In der Theorie verstehen wir die Menschen,
> aber in der Praxis halten wir sie nicht aus.
>
> *Thomas Bernhard*

Konnte der Therapeut noch hilfreich für mich sein? Bei seiner Zwiespältigkeit wusste ich nie, woran ich bei ihm war, denn was er in der einen Stunde sagte, deklarierte er schon in der nächsten als Schnee von gestern. Ich begriff nicht, was mit mir los war, ich war verkommen zu verkörperter Sehnsucht. Meine Seele war nackt. Zunehmend hatte ich Angst, verrückt zu werden. Ich wurde nicht fertig damit, wie lästig und zuwider ich ihm war. Ich suchte einen Weg aus dem Gefängnis des Nichts-wert-Seins, in das er mich wieder und wieder gestoßen hatte. Einst hatte er huldvoll gelächelt, hatte sich in der Liebe seiner Patientin gesonnt. Nun waren seine Barrieren seine Antwort auf mich.

Mit der sonderbaren Feststellung: »Meine Barrieren, das bin nicht ich!« hatte er sie vielleicht rechtfertigen wollen. »Meine Barrieren gehen leider ohne mein Wissen und Wollen hoch. Außerdem habe ich eine Zeit lang die Ebenen verwechselt, habe wie ein Oberlehrer immer wieder auf die ›kleine Margret‹ verwiesen. Ich habe gemeint, die sucht und braucht Geborgenheit. Vielleicht ist das schon aus Angst vor Ihren erotischen Wünschen geschehen. Ich war nicht souverän«, fuhr er fort, »und habe mich gedrückt, klar zu sagen, welches meine Rolle ist. Meine Distanziertheit habe ich gar nicht wahrgenommen, ich habe mich als Ihnen zugewandt erlebt und daher Ihre Nähewünsche als Attacke empfunden.« Wie war es möglich, dass ich bei ihm nur Abwehr gespürt hatte?

»Mein Vater hat meine Liebe zu ihm totschlagen wollen«, erklärte ich, »meine Mutter hat mir die Liebe zu anderen verboten und meine Lebendigkeit totschlagen wollen. Sie haben beides wieder ausgegraben, haben Zuneigung und Lebendigkeit erlaubt. Nun habe ich das Gefühl, dass Sie meine Liebe, meine Lebendigkeit von Neuem totschlagen wollen.«

»Ihre Sehnsucht hat meine Bedürftigkeit in der Tat wahrgenommen«, gab Dr. L. in einer weiteren Stunde zurück. »Ich habe, des Tabus wegen, die Zuneigung der ›kleinen Margret‹ angenommen und erwidert. Dann habe ich aber erkannt, dass ich mich geirrt habe. Ich habe mich wie ein wildes Tier gewehrt und habe Ihnen immer von Neuem meine Grenzen erklären wollen.«

In einer der nächsten Stunden erklärte er mir, dass er wütend sei über meine Nähewünsche, mehr als früher, weil er unterschwellig die Pfeile meiner Aggression empfange. »Und anstatt Ihre Wut 'rauszulassen, baden Sie in Tränen!« Auch wenn er mich offensichtlich verstand, konnte er doch nicht versöhnlich und verständnisvoll reagieren und mit mir heilsam arbeiten. Und wieder fragte er nach meiner mörderischen Wut. War es wirklich meine, oder war es seine? Und wieso mörderisch? Weil er nur noch aus dem Hintergrund seiner Mauern Therapie machte? Oder wusste er genau, was er mir angetan hatte und leitete daraus seine Frage ab? Ich konnte meine Wut, die logischerweise da sein musste, nicht spüren. Ich war entmutigt, hilflos, unglücklich. Wehmut, Trauer, Verzweiflung – vertraute Gefühle.

Ich war jedoch weiterhin trotz allem erleichtert und glücklich, wenn ich bei ihm, in seinem Zimmer angekommen war, bei all den vertrauten, beruhigend wirkenden Gegenständen. Dabei war er mittlerweile für mich ein anderer Mensch geworden, jemand, den ich doch lange Zeit als liebenswert gekannt hatte, ein kühler Fremder. Er behandelte mich kalt und förmlich. Ich konnte es nicht durchschauen. Jedes Mal war ich binnen Kurzem fassungslos und niedergeschmettert. Was hatte ich getan? Warum behandelte er mich so distanziert und eisig? Ich war nicht helle genug, diesen widersprüchlichen Helfer und seine Unbeständigkeit klar zu erkennen, ich war verloren an meine Gefühle, als hätte ich nicht nur mein Herz, sondern auch meinen Verstand verloren. Ich beschuldigte und entschuldigte ihn in einem Gedankengang.

– Und ich misstraute meinem Misstrauen.

Warum stießen mich diese kränkenden Deutungen nicht dermaßen ab, dass ich ihn hätte verlassen können? Immer noch hoffte ich, ihn zu gewinnen im Sinne von gegenseitigem Vertrauen und Verstehen; ihn zu gewinnen im Sinne von Freund und Bruder zu sein, unverlierbar im tiefen Wissen voneinander. Wie schlägt man Sehnsucht tot? Musste ich das selber tun? Ich verstand mich nicht und ihn erst recht nicht.

Ständig wurde ich aufgefordert, meine Wut 'rauszulassen. »Ich kann Ihre Wut ja verstehen, weil ich Sie enttäuscht habe.« Er hatte mich nicht enttäuscht, er hatte mich getäuscht; aber zu meiner Vorhaltung sagte er nur: »Ich täusche nicht! Wenn ich täuschen würde, könnte ich meinen Job an den Nagel hängen.« Mehr nicht. Für mein Empfinden hatte er Versprechen nicht gehalten, er aber meinte, dass er nur meine falschen Erwartungen korrigiert habe. Meine Kritik empfand er als ehrenrührig, und er wies mich an, ich solle nicht so viel klären wollen, das bringe nichts, unsere Beziehung sei nie etwas anderes als eine therapeutische Beziehung gewesen. Ich dagegen hatte eine menschliche Begegnung und gemeinsames tiefes Erleben darin gesehen. Und später: »Sie sind masochistisch, immer noch zu einem Nichtskönner und Trottel wie mir zur Therapie zu gehen.« Dabei lag mir doch gar nichts daran, ihn klein zu machen. Ich wollte ihn stark sehen, damit er mir beistehen und helfen könnte.

Ich hatte erneut nach dem Sinneswandel des Analytikers in Bezug auf mich und meine Emotionen gefragt. »Ich habe für Sie zwei Gesichter?«, lautete die Frage des Therapeuten.

»Ja«, sagte ich darauf, »eine warmherzige, freundliche Seite und eine abwehrende, eklige Seite. Und nie weiß ich, ob das, was Sie mir sagen, Ihre wirkliche Meinung ist oder Berechnung. Und wieso bedränge ich Sie so, dass Sie mich immer wieder abwehren und zurückweisen? Was ist denn an meinen Nähe*wünschen* aggressiv?«

»Ich möchte jetzt nicht auf Ihre Frage eingehen, sondern von Ihrem Vater sprechen, dessen Bedürftigkeit Sie gespürt haben, weil sie so groß war, und die er Ihnen aber nicht zeigen konnte. Das hat die Tragik Ihrer Beziehung ausgemacht.«

Meiner damaligen Meinung nach schien es seine spezielle Kunst zu sein, etwas in einfühlsame Worte zu kleiden, was er so nicht empfand, um brenzlige Fragen zu umgehen. Seine Darlegung empfand ich als Ausweichmanöver, aber zu jener Zeit war ich immer noch zu vertrauensselig und auch zu abhängig, um kritisch zu antworten oder misstrauisch zu fragen, wie er denn plötzlich auf meinen Vater käme, ich hätte doch gefragt, warum *er* sich von mir so bedrängt fühle.

Erst zu einem späteren Zeitpunkt hatte Dr. L. eingeräumt, so, wie ich meines Vaters Bedürftigkeit gespürt hätte, hätte ich auch die seine gespürt, die natürlich da sei. Das sei verständlich, denn, da er gern offen sei, habe er mehr von sich preisgegeben als angemessen. Er hätte das getan, um mir etwas deutlich und verständlich zu machen, obwohl das nicht der Brauch sei. Aber wie es bei meinem Vater innere Bereiche gegeben habe, die seine Tochter – also mich – nichts angingen, so gingen seine inneren Bereiche mich – die Patientin – auch nichts an.

Wollte er mir mit seinen Erläuterungen zu verstehen geben, dass es nicht in Ordnung sei, ihn so insistierend zu fragen? Oder wollte er indirekt auf sich verweisen? Wir taten einander weh, weil einer dem anderen nicht mehr traute. Mein Unmut über seine Selbstlähmung wuchs. Er hatte sich zwar meiner Liebe entzogen, doch spürte ich untergründig seine Liebesbereitschaft und hinter verhärteter Schale seine Beseeltheit, die mich zerriss. Wieder einmal hatte ich nach seinem Sinneswandel in Bezug auf mich und meine Nähewünsche gefragt. »Da ist etwas dran«, hatte Dr. L. geantwortet, »da muss ich meine Gefühle gemeinsam mit Ihnen erforschen. Das erfordert Kraft und Durchstehvermögen von Ihnen. Meine Barrieren sind meine Reaktion auf Ihre Nähewünsche, da muss ich auch bei mir nachspüren.« Und weiter: »Es war alles so im Nebel und ich habe oft rudern müssen. In einer reifen Beziehung ist das, was wir miteinander erleben, nebeneinander da«, sagte er, »Zuneigung und Ablehnung; *bei uns beiden* ist es nacheinander eingetreten.«

Anfangs dachte ich noch, unter dem Ansturm meiner Fragen und meiner Beredsamkeit werde sein Schutzwall zerbrechen. Doch der war so massiv wie die Mauern des Kreml.

Und was sagen *mir* all diese Beschreibungen heute? Sie geben – von außen betrachtet – ein falsches Bild, zeigen ihn in seiner verzweifelten Abwehr gegen eine Patientin, deren Gefühlswelt ihn ängstigt, in Panik versetzt, vor der er flüchten möchte. Warum war er so bereit, an mir zu leiden? Ich wollte ihn doch nicht »haben«, ich wollte seiner als verlässlich gewiss sein. Es war mein innerer Konflikt, zu wissen, dass ich ihn privat keine drei Tage würde aushalten können. Manchmal hatte ich versucht, mir vorzustellen, außerhalb der Therapie mit ihm befreundet zu sein, mit ihm zu wandern, zu musizieren, zu verreisen. Aber immer wieder führten die inneren Bilder mich zurück in sein anheimelndes blaues Zimmer. Fast von Anfang unserer engen Beziehung an spürte ich seine innere Ähnlichkeit mit meinem Vater, dessen Gefühlspanzer ich nie hatte durchbrechen können.

Dr. L. war so jung und ich so alt! Seine Verschlossenheit ängstigte und verbitterte mich so oft, und trotz allem blieb ich im Gefängnis meiner Sehnsucht nach ihm. Ich suchte zu verstehen, was mich so anzog, mich klammern ließ. Ich war meinen Empfindungen für ihn ausgeliefert, hatte seine ständig wiederholte Einladung »hier meine Gefühle zuzulassen, meine Lebendigkeit zu zeigen«, angenommen. Dabei sehe ich jetzt, wie gut er mich damit hat aufschließen, mich an Verschüttetes, Vergessenes heranführen können. Mehrmals war es wie ein Zusammenströmen unserer Gefühle gewesen, alle Trennung und alle Distanz waren dahingeschmolzen, ich hatte es einst als unverhoffte Gnade empfunden, erkannt und gemeint zu sein. Ich vertraute ihm, vertraute auch meiner Liebe, vertraute mich ihm an, damals in unserer Hoch-Zeit, legte die Verantwortung für mich in seine Hände. Oder sage ich besser in seine Gewalt? Eine lange Zeit lebte ich in aufgeregter Verwirrung meiner Gefühle, unsicher, welchen Gedanken und Empfindungen ich trauen konnte.

Später dann war und fühlte ich mich ihm ausgeliefert. Es wäre hilfreich gewesen, wenn ich hätte erkennen und entscheiden können, was für mich gut war. Mein Wille, meine Vernunft, meine Gefühle gehorchten mir nicht mehr. Blinde Solidarität hatte mein Denken eingeschränkt. Dr. L. hatte in mir Vertrauen wachsen lassen, gefördert; Zuversicht, Mut, Lebensgefühl. Seine aus Angst errichteten Grenzen hatte all das neu Gewachsene hinweggefegt. Meine alte Furcht vor Vaters Strafen war wieder wach. Warum hatte der Therapeut zerstört, was er mutig in mühsamer, geduldiger Arbeit aufgebaut hatte? Womit jagte ich ihm so viel Angst ein, dass er glaubte, mich seinerseits mit Einschüchterungen klein halten zu müssen? Ich hatte ihn gefragt, womit ich denn Furcht einflöße? »Mit Ihrer Fassade«, meinte er, »und mit Ihrer Erpressung:

Wenn du nicht lieb zu mir bist, bring' ich mich um.« Ich hatte ihn mit meinen Todesgedanken nie erpressen wollen, sie waren Ausdruck meiner Not des Einander-nicht-verständigen-Könnens. Keine Gefühlsregung schien sich je richtig zu manifestieren, stets blieb etwas ungesagt, ungefühlt, wir befanden uns oft in einem seltsamen Zwischenreich der Emotionen. Und ich bat ihn, durch meine Fassade hindurchzustoßen zu meinem inneren Kern, zu meinen Schätzen zu gelangen, sie zu sehen, sie zum Leuchten zu bringen. Ich brauchte ihn, um das Geröll auf die Seite zu schieben, damit die Fülle sichtbar werden würde, für ihn, für mich, für andere. Wenn er mir half, die Augen zu öffnen, mich von meinen unsichtbaren Fesseln zu befreien, würde ich endlich leben, lebendig sein können. Aber leider sah er auch da nur das Bild, das er von mir hatte, und er empfahl mir, dass ich doch einen neuen Mann finden könne. Ich erklärte ihm, dass dafür in meinem Herzen kein Platz sei.

Widerstand wird lebendig

Es ist ein Schnee gefallen
Und ist es doch nit Zeit,
Man wirft mich mit den Ballen,
Der Weg ist mir verschneit.

Aus einem Volkslied

Vor Weihnachten 1997 gab Dr. L. noch einmal zu, nicht wahrgenommen zu haben, dass er mir zwar erlaubt habe, Gefühle und Lebendigkeit zu zeigen, aber dass er mich und meine Gefühle eben nicht ausgehalten habe. Trotzdem habe er sich immer offen und mir zugewandt erlebt. Ich hatte zum wiederholten Male von meinem innerseelischen Zwiespalt und dem daraus entstehenden Konflikt gesprochen: »*Meine Zuneigung zu Ihnen haben Sie zwar mit Worten erlaubt, aber im Grunde ist sie unerwünscht.*«

»Ein Teil von Ihnen muss doch eine mörderische Wut auf mich haben?«

»Die spüre ich selten, und wenn, dann nicht hier. Außerdem würde ich sie hier nicht 'rauslassen, weil ich damit doch wieder ins Leere laufe. Dazu möchte ich Sie vor mir und meinem Zorn schützen und andererseits auch für mich sorgen, weil ich nicht zu kurz kommen möchte, wenn Sie auf meinen Ausbruch hin schweigen. Sie weisen mich doch zurück, indem sie mir eine angemessene Reaktion verweigern. – Ich weiß jetzt, dass meine ›Sehnsucht‹ süchtig-symbiotisch genannt wird, und ich habe auch erkannt, dass durch mein Drängen und meine Aggression unser Konflikt nicht gelöst werden kann.«

»Das heißt, dass es einen Anteil in Ihnen gibt, der mich liebt, und einen anderen Anteil, der sich zurückgewiesen fühlt?«

Wieso dividierte er mich auseinander? Ich verstand diese Aussage nicht, blieb begriffsstutzig, auch nach wiederholten Fragen und Erklärungen. *Ich* liebte ihn, die ganze Margret. *Ich* wurde zurückgewiesen, nicht nur die halbe Portion! Dann: *»Sie können also wie meine Mutter nur Teile meiner Lebendigkeit ertragen und wie mein Vater nur Teile meiner Zuneigung.«*

»Das kann ich gut hören«, meinte der Analytiker, »das kann ich nachvollziehen.« Typisch Therapeut!

»Ich bin enttäuscht über Ihre Antwort, die von hinter Ihren Barrieren kommt und nicht einen Funken von Nähe und Herzlichkeit spüren lässt. Ich habe mich doch so angestrengt, das alles um Sie zu verstehen!«

»Sie wollen für Ihren Fleiß belohnt sein?« fragte Dr. L.

»Papa will, dass seine Tochter erwachsen wird, und wenn sie dann erwachsen wird und versteht, ist es ihm auch nicht recht!«

»Sie meinen, dass ich mich in meiner Rolle bedroht fühle?«

»Nein, aber die Tochter weiß nun, dass der Papa auch nur mit Wasser kocht.«

»Das zielt in die Richtung.«

Unfasslich! Ich empfand sein Eingeständnis wie einen Offenbarungseid; seine früheren liebevollen Worte für mich waren also nur therapeutisches Gerede gewesen. Ich vermisste sein Erschrecken über das, was er angerichtet hatte, seine Bestürzung über sein Versagen. Er nahm nur vorgeblich Anteil, von einer konzentrierten Wachsamkeit, die zum Erkälten war, hochtrabend, ohne innere Beteiligung. Kein Wort des Verstehens für mich, kein Zuspruch. Es schien, als habe es ihm nicht sonderlich viel ausgemacht, dass er sich übernommen und mich damit gequält hatte: Bei aller Bekenntnisbereitschaft schien er ohne Bedauern darüber zu sein, was er in mir angerichtet und verwüstet hatte. Als wäre es die normalste Sache der Welt, dass ein Analytiker mehr als ein Jahr lang nicht sieht und hört, was die Patientin ihm zeigt und mitteilt.

Ging es in der Therapie um seine Wünsche oder um meine Bedürfnisse? Hinter seinen Prinzipien, seiner Berufsethik hatte er seinen Mangel an Mut versteckt. Zeigte er Härte, weil er schwach war, Frostigkeit, weil er Angst hatte? Dienten seine Barrieren dazu, dass er den Schmerz, den er mir zufügte, nicht im Widerschein wahrnehmen musste? Wieder sprach er viel von seinen Barrieren, von seinem inneren Kern, der in der Therapie nichts zu suchen habe. Aber genau das gehörte zu seinem inneren Kern, dieses Sich-Verstecken, dieses Nicht-gesehen-sein-Wollen. Indem er seinen inneren Kern verschleiern wollte, gab er einen Teil davon preis. Wie schutzbedürftig dieser war, hatte ich nun endlich erkannt, eine seiner für mich dunklen Seiten hatte sich allmählich nach außen gekehrt. Ich ahnte verborgene Empfindsamkeiten, begann zu verstehen und endlich meinem Misstrauen zu trauen.

In meinem Leben waren von mir immer wieder bestimmte Leistungen, bestimmter Verzicht gefordert worden. Dasselbe Modell beherrschte jetzt die Therapie. Dr. L. war bis an die Zähne gerüstet. Mithilfe trivialisierender Worte zog er meine tiefsten Gefühle ins Vulgäre und verletzte mich damit zutiefst. »Sie grabschen nach mir«, hatte er zu mir gesagt, und sich mit diesen Worten für eine Schale Plätzchen zu Ostern bedankt. Anscheinend schien ich wie eine böse Mutter für ihn zu sein, die ihm entweder »auf die Finger klopfte« oder nach ihm grabschte. Er hatte von seiner Kompetenzbegrenzung gesprochen, die eigentlich mehr eine seelische Begrenzung sei und die der Wucht meiner Gefühle nicht gewachsen sei. Und ich hatte dann gemeint, er kreide sich an, dass er nicht habe abschätzen können, dass er meinen Gefühlen nicht standhalten würde. Gab es denn niemanden, der ihn vor seinen Selbstzweifeln in Schutz nahm? In dieser Konstellation hatte ich keine Chance, mit ihm wirklich in Kontakt zu sein.

Ich fragte: »Haben Sie Angst vor der ›Mutter Margret‹ und stoßen mich deswegen vorsichtshalber so vor den Kopf, damit ich in die Regression gehe und Ihnen dann nicht gefährlich werden kann?«

»Ja«, meinte Dr. L., »das kann sein. Aber auch wenn ich Sie nicht bedrängend oder aggressiv erlebe, sind meine Barrieren da.«

Einmal mehr fragte ich: »Was tue ich denn Böses? Ich laufe immer wieder gegen Ihre Stacheldraht-Barrieren und tue mir entsetzlich weh.«

»Dann kommen Sie also jede Woche hierher, um gegen meine Stacheldraht-Barrieren zu laufen?« Welch bissige Ironie, mir – seiner Patientin – gegenüber! Damit sabotierte er doch seine analytische Arbeit mit mir.

Weitergehen, als gäbe es einen Weg

Der Narzissmus des Analytikers erscheint geeignet,
eine besonders ausgiebige Fehlerquelle zu schaffen.

Sándor Ferenczi

Erneut hatte ich gefragt, was denn unser Konflikt sei, und geäußert, dass ich meinen Anteil daran erkennen möchte. Kein Echo. Dann sprach ich seine Ambivalenz und die vielen doppelten Botschaften an, dass er mich aus seiner Zwiespältigkeit heraus getäuscht und im Stich gelassen habe. Ich sprach von meinem tiefen Schmerz über diese Grenzen. »An denen Sie rütteln möchten?«, fragte Dr. L. ganz therapeutisch.

»Nein, ich möchte Sie verstehen, damit ich Ihre Grenzen akzeptieren kann. Ich halte den Krieg zwischen uns so schlecht aus.«

»Sie fühlen sich angegriffen von mir?«

»Nein, es ist ein Stellungskrieg. Ich fühle mich wegen Ihrer Grenzen allein gelassen, verlassen, verstoßen. Dabei möchte ich doch mit meinem Alleinsein leben können.«

»Sie fühlen sich von mir verstoßen?«

»Nein, eher wie eine Aussätzige, die nicht so nah an Sie herandarf.«

»Also, Sie fühlen sich missachtet?«

»Nein, krank und unberührbar.« Ich war wie vernagelt, entmutigt, unglücklich. *Nein, nein, nein.* Er verstand mich ja sowieso nicht!

»Heute gehen unsere Vorstellungen ja oft auseinander«, meinte Dr. L.

»Ja«, sagte ich, »geringfügig. Es fällt mir schwer, Ihnen zu widersprechen, ich will Sie doch nicht kränken! Aber ich möchte andererseits richtig erkannt sein. Sie aber sehen nur das Bild, das Sie von mir haben, das aber so nicht stimmt.«

»Ich möchte auch so gesehen werden, wie ich bin, in meinen Grenzen als liebevoller, freundlicher, einsichtiger Therapeut. – Wenn Sie und ich so verschiedene Bilder von Ihnen haben, macht Sie das ärgerlich?«

»Nein«, sagte ich, »solange wir daran arbeiten, nicht.«

»Also müssen wir daran arbeiten, bis die Bilder von Ihnen bei uns beiden übereinstimmen?«

»Ach, es ist durchaus möglich, dass ich mich als liebevoll erlebe, während Sie mich als bedrohlich empfinden.«

»Also, Sie meinen, ich fürchte mich vor Ihnen?«

»So kann man das nicht sagen, vielleicht ist Ihnen die Furcht vor mir gar nicht bewusst.«

Vielleicht dächte ich, meinte er später, wenn ich seine Grenzen sprenge und ihn damit erreiche, könnte ich von dem Schmerz meiner Sehnsucht geheilt und erlöst werden? Dabei spürte ich doch, dass seine Blockade bis ins Mark reichte! Was sollte wohl das Sprengen seiner Grenzen meinen? Oder hatte er gar den Wunsch, dass ich's täte? Manchmal war es mir gewesen, als hätte seine ungesprochene Botschaft gelautet: »Finde mich auf!« Andererseits konnte er seine Gefühle abstreifen, als wären sie ein schmutziges Kleid. Dann sah ich ihn in seinem Panzer, strahlend schön – aber kalt. Wie wollte er noch weitere 80 »Stunden« bei seiner seelischen Begrenztheit mit mir arbeiten? Ich fragte ihn, ob er nicht noch einmal seinen Mut zusammenraffen, über seinen Schatten springen und offen sein könne? Für mich sei es schlimm, dass ich als negative Mutter Angst verbreite.

Gedächtnisprotokoll der Therapiestunde vom 18. Mai 1998

»Sie sind am Ende der letzten Stunde zu kurz gekommen?«, begann Dr. L. freundlich.

»Ja, ich hätte meinen Traum gern' noch zu Ende besprochen.«

»Es hat mir weh getan, die Stunde so abrupt beenden zu müssen.«

»Ich dachte, Sie waren ganz einfach froh, nach so vielen Stunden Therapie endlich Schluss machen zu können.«

»Nein, die 50 Minuten waren um. Wenn Sie mehr Zeit brauchen, zum Beispiel eine Doppelstunde oder eineinhalb Stunden, müssen Sie es sagen. Das ist kein Problem.«

»Nun, ich habe Sie neulich nach zwei Stunden gefragt und keine Antwort bekommen.«

»Warum haben Sie nicht noch einmal gefragt?«

»Weil ich kein Bittsteller bin.«

»Nein, Sie sind eine Patientin, die ihre Stunden bezahlt und hätten ein zweites Mal fragen sollen. Die Fraktur (Hand gebrochen) war ja wohl ein Zeichen an mich, dass ich mich mit Ihnen befassen soll. So wie Vater Sie früher nur berührt hat, wenn Sie verbunden werden mussten. Hängt Ihr Sturz damit zusammen?«

»Vielleicht wollte die kleine M. klammern und die erwachsene M. hat gesagt, 30 Stunden noch und nicht mehr. Vielleicht klammert auch die große M. und die kleine M. sagt: Ich halte das nicht mehr aus.«

»Wieso?«

»Ich spüre Ihre Barrieren so früh, weil ich das als Baby bei Vater gelernt habe; das ist mit Angst gekoppelt. Die spüre ich hier im ganzen Körper.«

»Können Sie den Verlauf beschreiben?«

»Ich komme montags immer freudig zur Stunde und fahre meist verzweifelt heim. Dann schreibe ich in mein Tagebuch, trinke Kaffee, bemühe mich, ruhig zu atmen, schreie auch, um den Druck 'rauszulassen, der allmählich bis Mittwoch oder Donnerstag nachlässt. Auch der Schmerz lässt dann nach.«

»Ist die Sehnsuchtskurve dieselbe?«

»Nein, das ist ein Auf und Ab. Ich würde Ihnen gern so viel von mir erzählen, weil bei mir immer so viel passiert. Aber seit dem Vorfall mit der Klangschale frage ich nichts mehr, will ich nichts mehr erzählen.«

»Wie geht es Ihnen heute in der Stunde?«

»Die kleine M. kommt viel zu kurz. Es läuft alles über den Kopf, das ist zwar auch wichtig, damit ich verstehe.«

»Mir geht es heute sehr gut mit Ihnen. Wie erklären Sie sich das?« Er schien erleichtert.

»Sie sind heute nicht so sehr verbarrikadiert, und ich habe mir vorgenommen, gut auf den ›Switch‹ aufzupassen, den ich ja auch körperlich spüre.«

»Ich habe das Gefühl, dass wir auf zwei Ebenen miteinander in Kontakt sind; mir ist aber nicht klar auf welcher«, meinte Dr. L.

»Sie haben Angst vor der Mutter M. und dass sie Ihnen auf die Finger klopft. Und darum braten Sie ihr manchmal vorsichtshalber eine über, damit sie in die Regression geht und Ihnen nicht gefährlich werden kann.«

»Ja, das kann sein.«

»Ich finde es einfach schlimm, wenn ein Therapeut sich so umfassend durch seine Barrieren schützen muss.«

»Nun, darüber werden wir in der nächsten Stunde sprechen. Auf jeden Fall werde ich noch einmal 80 Stunden beantragen.«

Ich fragte Dr. L. und fragte auch mich, was ich je Unbilliges von ihm verlangt hatte? Ich war so in Bedrängnis, nicht verstanden zu werden von ihm, dass ich ihm sein Unvermögen immer von Neuem vorhielt; warum tat er mir das an? Galt er lieber als unzulänglich, als sich auf mich einzulassen, da er ständig mit seinen Grenzen und Barrieren kokettierte? Ich sagte, dass ich mich wie ein Säugling fühle, der sich an die Mutter klammert, obwohl er geschlagen würde. »Da ist doch eine große Wut in Ihnen?«, fragte der Analytiker.

»Nein, Ärger«, gab ich zur Antwort.

»Den Sie nicht 'rauslassen, weil Sie Angst vor meiner Gegenwut haben? Ich habe früher oft nicht wahrgenommen, dass ich Ihre Wut zwar gespürt, aber vom Verstand her nicht richtig eingeordnet habe«, erklärte Dr. L., »und dann habe ich zurückgeschlagen.« Wie lange war es her, dass er mich mit Worten gestreichelt hatte? Jetzt war es so, dass er mich achselzuckend sterben ließ.

Mit seiner immer wieder gestellten Frage nach meiner Wut deckte er meine anderen Gefühle einfach zu, und ich fühlte mich abgewiesen, was ich auch zum Ausdruck brachte. Denn erst, wenn auch Sehnsucht, Verletztheit, Schmerz sein durften, erkannt und angenommen waren, hätte ich genug von meiner Angst vor dem Therapeuten loslassen und an meinen Zorn gelangen können. Der Schmerz muss das Ursprüngliche in meinem Leben gewesen sein, die Wut, dass er mir zugefügt wurde, kam erst später.

Meine Feststellungen und Erklärungen sah er als gegen sich gerichtete Vorwürfe. Meinen Wunsch, etwas für mich klärend zu verstehen, wollte er darin nicht erkennen. Wieso spürte er nur meine Wut durch seine Barrieren hindurch und nicht meine Qual? Denn *ich* spürte meine Wut – da früh verboten – lange Zeit nur als Verzweiflung. Dass es verkappte Wut war, konnte ich nicht spüren. Außerdem bekam er durch seine Barrieren höchstens die Hälfte dessen von mir mit, was für ihn und seine therapeutische Arbeit mit mir wichtig war.

Ich wollte so gern mit ihm fröhlichen Frieden schließen, denn in dieser humorlosen Therapie verwelkte ich wie eine nicht gegossene Blume. Ich wollte verstanden sein, damit es ein weiteres Miteinander geben konnte. Nach wie vor gehörte ihm meine Sympathie, aus der heraus ich ihm mahnend auf die Sprünge helfen wollte. Doch er fand nicht die Kraft zu fragen, was er falsch gemacht hatte. Er sprach von Empathie, von Verständnis und meinte Unsicherheit und Distanz. Jede Woche trug mein Körper meine Seele zu ihm, weil ich mit seiner Hilfe heil und lebendig werden wollte. Immer noch war Dr. L. lebensnotwendig für mich. Er hatte mich im Juni 1998 gefragt, ob ich mir vorstellen könne, zu einem anderen Therapeuten zu gehen, um mit diesem über seine (!) blinden Flecken zu reden. Welch absurde Vorstellung von Therapie! Nur Dr. L. selbst konnte dazu beitragen, alles zu entwirren. Seine Worte verrieten zu viel und sagten zu wenig, denn er hatte des Weiteren geäußert, er wolle mich nicht abservieren und mir doch gleichzeitig signalisiert, dass er mich gern los wäre. Wieder eine doppelte Botschaft!

Heute halte ich dafür, es wäre vernünftig und segensreich gewesen, unsere Verstrickung offen anzusprechen und gemeinsam über eine Änderung im therapeutischen Ablauf nachzudenken, dies ausführlich zu erörtern. Ich kann mir im Nachhinein vorstellen, dass ich für eine begrenzte Zeit zu einem/einer anderen Therapeuten/in gegangen wäre, der/die im Kontakt mit Herrn Dr. L. gestanden hätte. Darüber hinaus wäre es unabdingbar gewesen, dass ich weiter, wenigstens vorerst, seine Patientin geblieben und vielleicht ein Mal im Monat zu ihm hätte gehen dürfen, damit ich auch von ferne ein Verbundensein hätte spüren können und mich nicht 'rausgeschmissen gefühlt hätte. Wenigstens so lange, bis für mich der Abschied von ihm einigermaßen erträglich gewesen wäre. Damit wäre verbunden gewesen, dass wir gemeinsam etwas zu retten versucht hätten. Wir hätten beide unseren guten Willen, unsere Kompetenz, unsere Achtung voreinander gezeigt. Das aber hätte für ihn bedeutet, sich bloßzustellen, und er hatte mir ja an anderer Stelle gesagt, dass er Schwierigkeiten mit der Rivalität habe. Also harrte ich aus in Not, Zwist, Verzweiflung.

Langsam formt sich mein Erkennen

> Selbstenthüllung, auch ungewollte, ist nichts, da erst nach den Geständnissen das eigentliche und wahre Geheimnis beginnt.
>
> *Klaus Mann*

Ende Juni 1998 hatte ich mich wieder auf die Couch gelegt, sonst war seit längerem alles im Sitzen besprochen worden. Ich hatte den schrecklichen Kreislauf irgendwie durchbrechen wollen, mochte nicht reden, wollte nur bei ihm sein. Auf meine Erklärung dessen gab es keine Nachfrage.

In der nächsten Stunde legte ich mich wieder nieder und der Therapeut fragte: »Können Sie im Liegen das Angenommen sein besser spüren?«

»*Nein.*« – Lange Pause.

»Können Sie Ihr Angenommensein überhaupt spüren?«

»*Gefühl und Verstand sagen: ›Stimmt ja nicht, stimmt ja nicht.‹*«

»Sind das die Verletzungen, die ich Ihnen zugefügt habe?«

»Ach, ich habe Sie ja auch verletzt aus meiner Verzweiflung heraus. Und aus Ihrem Schmerz heraus haben Sie sicher zurückgeschlagen. Ich habe doch nie Unbilliges von Ihnen verlangt! Aber da, wo ich Schmerz spüre, spüren Sie nur meine Wut. Dabei möchte ich doch meine blinden Flecken erkennen, mich mit Ihnen aussöhnen und unseren Konflikt beenden.«

»Das müssen wir dann in der nächsten Stunde besprechen«, meinte Dr. L.

Es hatte so falsch in meinen Ohren geklungen. Angenommen zu sein! Mir schien, als wolle er mit seiner Distanziertheit seine Autorität zurückgewinnen. Ich fragte in der folgenden Sitzung, wie so oft schon, was denn nun wirklich unser Konflikt sei, und dass ich meinen Anteil an unserem Konflikt erkennen möchte, er aber bliebe an meiner Fassade hängen und mache mir das zum Vorwurf.

»Ich möchte erst mal bei der sichtbaren Margret bleiben, denn Ihre Frage ist eine schwere Frage«, meinte Dr. L. »Welche Gefühle haben Sie, wenn ich immer wieder an Ihrer Fassade hängen bleibe?« Das war wieder ein Verbiegen meiner Frage und seine Ausflucht. Aber brav gab ich Auskunft, wie schon so oft zu diesem Thema »Fassade«.

»Mitleid, weil Sie immer so 'rumsuchen müssen nach einer Antwort.«

»Sie bekommen zu wenig von mir?«, fragte er.

Ich sprach von meinem »Hunger«, der mich vollkommen ausfülle, und er antwortete: »Jetzt spüre ich meine Grenzen.« Und später: »Das ist kein Vorwurf!« Ich habe dann hervorgestoßen: »Ich komme doch zur Therapie und möchte meine Gefühle zeigen, sie verstehen. Ich bin doch nicht hier, um mich und meine Gefühle zu vergewaltigen, damit ich Sie vor meinen Gefühlen schütze! Wir wollten doch beide den Erfolg meiner Therapie und ziehen insofern an einem Strang!«

Erneut sprach er von seiner Abgegrenztheit, die mir Schmerz bereite. Ich hatte den Eindruck, er wolle von außen erfahren, was sein Abgegrenztsein ist, bewirkt und vermittelt. Ich empfand diese Stunden als einen Selbsterfahrungstrip für den Therapeuten durch Fremdempfinden, wobei ich das fremde Empfinden verkörperte und interpretierte. Seine Abgrenzung war die Mater oder das Negativ für meine Sehnsucht. Er hatte eine Schleuse geöffnet für meine Gefühle, die ich früher gut kanalisieren konnte. Jetzt strömten sie ungehemmt. In meinem Dorf hieß früher die Schleuse des Mühlbachs die »Schütze«, eine solche fehlte mir nun. Deshalb konnte ich meine Gefühle nicht genügend schützen, weil ich sie nicht mehr kanalisieren und regulieren konnte, und er machte mich madig deswegen.

Gedächtnisprotokoll der Therapiestunde am 20. Juli 1998
»Möchten Sie auf Ihre Frage von der vorigen Stunde noch einmal zurückkommen?«, fragte Dr. L. wohlwollend nach meinem längeren Schweigen zu Beginn der Stunde.

»Ich erinnere mich nicht mehr. Außerdem fällt es mir schwer, etwas zu sagen, weil ich Sie dann bedränge oder Ihnen Vorwürfe mache, und das will ich nicht. Das bringt doch nicht weiter. Meine Schwierigkeit ist, dass ich zur Therapie komme, um über meine verqueren Gefühle zu reden, sie zu verstehen, sie zu ordnen. Aber Sie halten meine Gefühle schlecht aus.«

»Können Sie Ihre verqueren Gefühle nicht verstehen?«

»Ich verstehe sie, aber ich akzeptiere sie nicht.«

»Verstehen Sie Ihren Hunger?«

»Ich akzeptiere ihn, aber ich verstehe ihn nicht. Ich habe als Kind meinen Hunger wohl nur versteckt gezeigt. Dann hatten Sie endlich erlaubt, dass ich ihn haben und zeigen darf.«

»Können Sie beschreiben, wie das war?«

»Ich habe meinen Hunger nie absichtlich ›versteckt‹, ich habe ihn nur selten bewusst wahrgenommen. Dann haben Sie ihn aus seinem Todesschlaf erweckt und erlaubt. Ich aber wollte ganz sicher gehen mit dieser Erlaubnis, das war das Desaster. Dabei war es fast ausschließlich der Hunger meiner Seele.«

»Ja, das weiß ich.«

»Trotzdem haben Sie immer wieder abwertend von meinen erotischen Wünschen und meinen Nähewünschen als Form meiner Attacke gesprochen?«

»Ich hatte da eine falsche Sicht der Dinge. Ich kann mein Verhalten von damals heute nicht mehr akzeptieren. Von Ihrem Wunsch nach der Erlaubnis, hier wirklich Ihre Gefühle zeigen zu dürfen, dem Kuss, war ich völlig überrascht.«

»Auch wenn ich eineinhalb Jahre lang von nichts anderem als meiner brennenden Liebe gesprochen habe?«

»Nein, ich habe das nicht so gesehen«, wehrte er leicht ärgerlich ab.

»Aber das war doch sichtbar, vorhersehbar.«

»Nein, ich war vollkommen überrascht. Ich habe nichts kommen sehen.«

»Und danach ist unsere Beziehung dann so schwierig geworden.«

»So, wie Sie gesagt haben, dass Sie mich nicht verletzen wollen, so will auch ich Sie nicht verletzen«, sagte der Therapeut.

»Kann es sein, dass der kleine P. meint, die Mutter Margret, die MUTTER M. will mit ihren Freundlichkeiten und ihren Nähewünschen nach ihm grabschen?«

»Da ist was dran. Der kleine P. hat sich aus Angst hinter seinen Barrieren verkrochen. Ich habe Mauern errichtet und die Antennen nach innen gerichtet, um nach außen ganz geschützt zu sein. In der vorigen Stunde habe ich so einen Schwall Ihrer Gefühle gegen mich anprallen gespürt, da sind meine Grenzen für mich spürbar geworden. Das war nicht so abrupt, wie sonst immer. Ich habe sie wahrgenommen und Ihnen das mitgeteilt, wissend, dass Ihnen das wehtut.«

»Wenn Ihre Grenzen sprechen könnten, was würden die sagen?«

»Ich bin da zum Schutz, aber ich möchte gern wissen, wer du bist.«

»Aber Sie kennen mich doch in- und auswendig!«

»Nun, Kinder haben oft vor Großen Angst, dann rennen sie weg, kommen neugierig wieder, um zu gucken, wer ihnen da Angst gemacht hat, und wollen Kontakt aufnehmen.«

»Der mächtige Therapeut konnte der kleinen Margret Nähe geben. Jetzt hat sich das Gewicht verlagert. Die ›Mutter‹ ist mächtig, das ›Kind‹ hat Angst«, sagte ich.

»Ja, das ist von einem Extrem ins andere umgeschlagen. Wir müssen zusehen, auf der Erwachsenen-Ebene gleichberechtigt miteinander zu reden«, meinte er bedeutungsvoll.

Nach dieser Stunde hatte ich ihn angerufen und ihm für seine Offenheit gedankt. Mit meinem Telefonat hatte ich ihm Mut machen wollen, in dieser Offenheit weiter mit mir zu arbeiten. Aber das tat er nicht.

Vier Mal hatte er in dieser Sitzung von seiner Angst gesprochen, und dass er sein Verhalten von damals (wann?) heute nicht mehr akzeptieren könne.

Aber auch wenn in der Stunde Asymmetrie bestünde, meinte Dr. L., auf einer anderen Ebene herrsche Symmetrie zwischen uns. Was half mir diese vordergründige Offenheit? Er hatte eine Mauer aufgebaut, so hoch und wirkungsvoll wie die Berliner Mauer. Meine Angst war, dass mein Zorn meine Liebe zerstören könne, denn seine Hilflosigkeit war groß. Andererseits glaubten meine Gefühle noch immer an einen glücklichen Ausgang. Er aber sah alles ganz, ganz anders! Er sah sich als offenen, liebevollen, freundlichen und mir zugewandten Therapeuten, seine früheren Beiträge zu unserer Verstrickung schien er stillschweigend aus unserer Geschichte eliminieren zu wollen.

In einem Buch von Ulrich Sachsse, *Selbstverletzendes Verhalten*, las ich von »Grenzsetzung als Fürsorge für den Patienten«. Die Grenzsetzungen meines Analytikers hingegen fühlten sich für mich immer grausam, bedrohlich, abwehrbereit an. Weiter sieht Sachsse in der Absprechung oder im Verbot der Realwahrnehmung einen Versuch, den anderen in den Wahnsinn zu treiben. Auch mein Therapeut hatte mir reale Wahrnehmungen abgesprochen. Und wenn ich dann unter diesem Druck angefangen hatte zu schreien, dann hatte er das auch noch zusätzlich zum Honorar der Stunde unter Nr. 812 abgerechnet. Als ich jetzt von dem Buch berichtete, meinte Dr. L.: »Herr Sachsse ist ein international renommierter Therapeut, der sich viel mit Grenzen beschäftigt hat. Auch ich beschäftige mich mit meinen Grenzen und gerate dabei an die Grenzen meiner Kompetenz.« Was half mir diese Erklärung? Ich hielt es für ein weiteres Puzzleteil in der Fassaden-Show. Langsam verstand ich, wenigstens auf der mentalen Ebene, dass es seine Zwiespältigkeit, seine doppelten Botschaften waren, die mir fast den Verstand raubten. Waren meine Ansprüche an ihn zu hoch? Warum versagte er mir mehr als nötig war? »Sie wollen mich verändern«, hatte er geäußert, »das geht nicht.«

»Wer Grenzen um sich herum errichtet, begrenzt sich, friedet sich ein«, spottete ich.

Wieder und wieder fragte ich, warum ich in der Neuinszenierung meiner Kindheitserlebnisse stecken bliebe? Seine Erklärung lautete: Die Wiederholung sei notwendig, damit sie zu meiner Erkenntnis beitrage. Zum Glück erkannte ich endlich, warum er alles so unscharf sah:

Er hatte erklärt, dass er oft im Nebel rudere. Und ich meinte, dass seine Grenzen oder Barrieren ihn hinderten, nahe genug an mich heranzurudern und genau hinzuschauen. Noch immer hatte ich die innere Stärke nicht, auszusteigen, aufzuhören, aufzugeben.

Geliebter Feind

'S ist Krieg! 's ist Krieg!
O Gottes Engel wehre
und rede Du darein!
's ist leider Krieg –
und ich begehre
nicht schuld daran zu sein!

Matthias Claudius

Wie ist es möglich, dass ein erfahrener Analytiker die Fehler, die ihm unterlaufen sind, in ihrer Tragweite vielleicht insgeheim einsieht, sie auf Anfrage, mit der Tendenz zu Verharmlosung und Rechtfertigung, auch offen legt, doch so, als sei nach diesem Eingeständnis weiter nichts dazu zu sagen? Für mich war eine solche Eröffnung, als sie das erste Mal geschah, wie ein leiser Triumph, und gleichzeitig hatte ich Mitgefühl und Sorge um ihn. Mich auf diese Weise bestätigt zu sehen, konnte mich nicht froh stimmen. Es war eher das Gefühl der erstaunten Genugtuung, überhaupt so weit gekommen zu sein, und im selben Augenblick war da meine Besorgnis, dass er mir nicht mehr helfen könne. War es der Mangel an Souveränität und Selbstsicherheit, den er unbedingt tarnen wollte, seine Eitelkeit und sein Narzissmus, dass sein Ansehen in meinen Augen nicht geschmälert werden sollten? Oder ist es doch ganz anders? Ist er sich dessen, was er mir angetan hat, überhaupt nicht bewusst? Weiß er es auch heute noch nicht? Ist er ein solcher Meister im Verdrängen? Der Mensch, dem ich mich lange Zeit zu großem Dank verpflichtet fühlte, hat mir den tiefsten Schmerz zugefügt.

Diesen Schmerz zeigte ich dort, wo er mir zugefügt worden war: in jeder Therapiestunde. Mit Bosheit, Aggressivität, Gemeinheit putzte ich ihn herunter, machte ihn klein, wertete ihn ab, verspottete ihn, als er mich wieder einmal gefragt hatte, ob ich mich angenommen fühle: Wie könne ich das, wenn neben mir kein Analytiker säße, sondern ein kleiner Junge, der sich fürchte? Meine Widerlichkeit war Ausdruck meiner Verletztheit. Opferte er sich seinerseits durch seine Ablehnung auf, damit ich mich leichter von ihm ablöse? Verteidigte er seinen Sadismus vor sich selbst dadurch, dass er mich wegbeißen müsse, damit ich leichter gehe? Was nützte es mir, dass der Therapeut eingeräumt hatte, oft wenig einfühlsam gewesen zu sein? Nahm er nur noch meine Widerborstigkeit, nicht aber mein Leid wahr? Das Gefühl von Hilflosigkeit, von Ausgeliefertsein überschwemmte mich, sodass ich kaum handlungsfähig war. An meiner Stimme hörten meine Freundinnen am Telefon, wenn es mir so schlecht ging, dass ich Hilfe brauchte, nicht allein sein durfte. Sie saßen dann einfach bei mir, ohne etwas Genaues zu wissen, ohne viel zu fragen, blieben stundenlang, weil ich sie brauchte. Ein Freundschaftsnetz, das mich Abstürzende eine Zeit lang auffangen konnte.

Im elften Jahr der Analyse hatte ich davon gesprochen, wie viel ich gelesen und dass ich nun eine neue Sicht für manche Geschehnisse hätte. »Sie sind enttäuscht, dass ich Ihnen dieses Wissen nicht früher vermittelt habe?«, fragte Dr. L.

»Nein, eher verwundert, weil ich Sie doch so oft gefragt habe«, entgegnete ich. »Wie es zum Beispiel kommt, dass die Therapie für mich wichtiger ist, als mein Leben in der Welt draußen.« So oft hatte ich doch den Krampf des Festhaltens an ihm, meines Klammerns verstehen und ihn mit seiner Hilfe lösen wollen.

»Ja«, meinte er daraufhin, »Sie haben mich eine Zeit lang anders erlebt. Aber seit Sie Ihr Leben auf meines hin ausrichten wollten, sind Sie auf meine Grenzen gestoßen. Und Sie können meine Grenzen eben nicht akzeptieren!«

Auch nach dieser Stunde hatte ich gedacht, das ist das Ende! Selbst wenn ich mein Leben auf seines hin hätte ausrichten *wollen*, hätte mein Wünschen gedeutet und bearbeitet werden müssen. Deswegen ging ich ja zur Therapie und bezahlte dafür! Mir schien, als hätte der Analytiker einen Verfolgungswahn, er sprach von meiner Gier und Zudringlichkeit. Er hatte auch wissen wollen: »Soll ich Sie satt machen?« Ich fragte, wann ich gierig gewesen sei, und wurde abgeschmettert mit: »Ich kann mit Ihrer Frage nichts anfangen.« Es wurde ein Wortgeläpper, das sich hinzog, bis wir wieder bei Thema Nummer eins, seinen Grenzen, angelangt waren. Ich nannte seine Grenzen, die so plötzlich bei Bedarf aus dem Hinterhalt auftauchten, variabel. Da fragte er: »Also, Sie leiden unter mir?« – »Nein, ich leide AN Ihnen!«, erwiderte ich. Wiederum fragte ich ihn, warum ich mit 68 Jahren all das schreckliche Abgewiesensein meiner Kinderzeit wiederholen müsse? Er gab keine Antwort. Da eine neuerliche Knieoperation bevorstand und ich ihn längere Zeit nicht sehen würde, bat ich, bettelte ich um ein warmes, freundliches Wort zum Abschied. Doch der Therapeut blieb stumm. Während ich mir also gewünscht hatte, mit seiner Hilfe zu mir selbst zu finden, schien er Sorge zu haben, dass ich an ihm hängen bliebe wie eine lästige Geschwulst. Er hatte für mich aber noch einmal 80 Stunden beantragt, die auch bewilligt worden waren, obwohl ich ihm gesagt hatte, dass ich 80 Stunden nicht mehr aushielte, er möchte die Therapie bitte in den nächsten 30 Stunden ausklingen lassen. Sein ungerührtes Hinweggehen über mein Anliegen empörte mich.

Er stellte sich ständig selbst ins Abseits und konnte deshalb nicht an zentraler Stelle stehen und mit mir arbeiten. Ich musste mich selbst entlassen aus seiner einst genossenen, nun vermissten Obhut und Fürsorge. Warum hatte er mich dermaßen auf sich 'rumtrampeln lassen? Alles, was ich einmal als ein Geheimnis gesehen und für ein heiliges Wunder meines Lebens gehalten hatte, ist eine feste Größe in einer Psychoanalyse. Wie oft hatte ich ihn gefragt, doch er hatte dazu geschwiegen. Liebesübertragung ist sattsam bekannt, ist normal und alltäglich. Warum hatte er sie mir als abartig unterstellt? Nun war ich desillusioniert, nachdem ich darüber gelesen hatte.

Rettung vor der äußersten Hölle

Ich ließ die Türe offen.
Langsam ging ich die Stufen.
Ich dachte: vielleicht, dass du riefest –
Aber du hast nicht gerufen.

Ina Seidel

Der Analytiker hatte lange Zeit »der bessere Vater« für mich sein wollen und war unversehens zum schlimmeren Vater, zur bösen Mutter mutiert. Seine guten Gefühle für mich waren vereist, verbunkert, verdorrt. Warum verteidigte er seine Grenzen, die er als hohes Gut betrachtete, gleichermaßen ängstlich und trotzig, sie ständig rechtfertigend? Als ich ihn fragte, warum er seine Grenzen fortwährend weiter nach vorn verschiebe, war seine Gegenfrage, ob ich mir das nicht erklären könne? Nein, ich konnte es nicht, und was nützten mir Vermutungen? Was sah, empfand, spürte *ich* falsch? Welches war *mein* fataler Anteil an allem? Forderte ich etwas von ihm, was er nicht geben konnte, mir aber doch offeriert hatte? Ich hatte ihn dazu gebracht, dass ihm seine menschlichen und professionellen Begrenzungen und Einschränkungen sehr deutlich geworden waren. Im antiken Griechenland waren die Boten schlechter Nachrichten des Todes. Todesangst zu empfinden, war nicht grundlos, auch wenn sie unbegründet war. Fortwährend hatte ich mit der Versuchung zu kämpfen, ganz und für immer aufzugeben. Sein Gefühlspanzer, dessen er sich – stolz auf seine Unempfindlichkeit – gerühmt hatte, wirkte auf mich wie ein Giftgas, das alle Zellen durchströmte. Wenn ich diesem Giftgas wirklich entgehen wollte, musste ich die Therapie aufgeben. Mir blieb nichts, als Abschied zu nehmen, so erschreckend dieser Abschied auch sein würde. Ich müsste, würde ihn verlassen, was für mich einem Im-Stich-Lassen gleichkam. Das war etwas, was ich noch nie zuvor getan hatte, weil es ganz einfach verboten war.

Mit einer gewissen betäubten Verzweiflung ließ ich die zweite Knieoperation und die anschließende Rehabilitation über mich ergehen. Es war Weihnachtszeit. Von Dr. L. war kein Gruß, keine Nachfrage gekommen. Ich las, was immer ich an psychoanalytischer Literatur ergattern konnte. Dabei kam mir endlich die Einsicht, dass wir seit zweieinhalb Jahren fast ausschließlich von *seinen* Grenzen gesprochen hatten, kaum einmal von den meinen, die ich überhaupt erst einmal richtig kennenlernen musste. Jetzt endlich sah ich ganz deutlich, dass er, als er mich, ohne zu fragen, angefasst und gehalten hatte, meine und seine Grenzen massiv überschritten hatte.

Zu Beginn des neuen Jahres ging ich wieder zur Therapiestunde. Dr. L. fragte nicht nach meinem Befinden, nicht nach der Operation, der Klinik, er sagte lediglich: »Danke für die Weihnachtskarte.« Nun, da ich so viel gelesen hatte und zu wissen glaubte, fragte ich ihn, warum wir fast immer über seine Grenzen und ganz selten nur über die meinen gesprochen hätten? Der Analytiker rechtfertigte sich in allen Punkten, die ich ansprach: *Ich* hätte mich gefühlt, als ob er mich verführt und sitzen gelassen habe; mein Wunsch nach einem Kuss sei nicht stimmig gewesen (früher: »Wenn Ihre Nähewünsche stimmig wären, könnte ich sie gut bei mir zulassen!«); dass er meine Hand gehalten habe, sei aus verständlicher Anteilnahme geschehen. Und so fort. Ich hatte gesagt, ich wolle ihn nicht anklagen, sondern erkennen, was war. Er aber fühlte sich angeklagt, und ich war auch bei dieser Begegnung wieder zum aufbegehrenden kleinen Mädchen geworden, obwohl ich doch achtsam und wachsam hatte sein wollen. *Ich* erklärte *ihm* unser gemeinsames neurotisches Muster: Wenn er emotional dicht machte, begann ich zu klammern und umgekehrt. Seine Antwort darauf war Schweigen, er war unfähig zum Dialog.

Mit so viel Hoffnung auf Entgegenkommen und Verständigung hatte ich mich auf den Weg zu ihm gemacht. Gegen seine Indifferenz lief ich wie gegen eine Mauer an. Das war nicht nur eine Niederlage für mich, es war eine Katastrophe. Der Analytiker machte unbekümmert da weiter, wo wir acht Wochen zuvor die Analyse unterbrochen hatten, im Labyrinth unserer Beziehung. Diese Zusammenkunft verließ ich gebrochen, ich war nur noch ein schwarzer Schrei. Ich war in Lebensgefahr. Meine Freundinnen schoben Wache bei mir. Ich schluckte Beruhigungstabletten, lag regungslos auf dem Sofa; nur die Kniebewegungsmaschine fuhr mein Bein unermüdlich hin und her. Versteinert, in Verzweiflung, hoffnungslos und halb wahnsinnig war ich vor Sehnsucht nach diesem Unmenschen, diesem eleganten Vernichtungsapparat. Gegen Ende der Woche überlegte ich dann, die Therapie abzubrechen. Aber, da ich meinen Gefühlen zu trauen verlernt hatte, immer noch meiner selbst nicht sicher genug war, suchte ich einen Therapeuten auf, den meine neue Hausärztin mir als Berater empfohlen hatte. Ich quälte mich mit den Krücken die zwei Stockwerke hinauf. Der Arzt hörte mich an, meinte nach einer Weile und einigem Nachfragen: »Sie brauchen keine Beratung, Sie brauchen eine Therapie. Wenn Sie das möchten, können Sie gern zu mir kommen. Aber hier wird nicht umarmt, hier wird geredet!« In jeder neuen Therapie könne mir das Gleiche wieder passieren, was mir bei Dr. L. passiert sei, auch bei einer Frau. Er hatte offensichtlich nicht wahrgenommen, dass ich missbraucht worden war, hatte an Übertragung gedacht. Ich wiederum hatte diesen Fehlschluss des Therapeuten nicht erkannt. Ich floh.

Nun fühlte ich mich nicht mehr auf festem Boden stehend. Deshalb sagte ich am darauf folgenden Montag zu Dr. L., dass ich kapituliere und die Therapie abbreche. Seine Antwort war gelassen: »Da bin ich aber überrascht.« Ich zeigte auf, dass er bei mir eine analytische Einzeltherapie gemacht habe, die ihre Regeln hätte. Er habe neue Regeln kreiert, denen er schließlich nicht gewachsen gewesen sei. Der Therapeut gab zu bedenken, er sei in einem Dilemma: Wenn er mich gehen ließe, fühlte ich mich vielleicht 'rausgeschmissen? Und: »Meine Grenzen waren notwendig, damit die Therapie möglich war.« Er verteidigte seine Mauern und Grenzen, für ihn waren sie scheinbar kein Hindernis. Welchem Auftrag fühlte er sich noch verpflichtet? Zu welcher Verantwortung war er noch bereit? Fühlte er sich noch aufgerufen zu heilen?

Auch wenn ich es war, die ihm den Bettel vor die Füße geworfen hatte, so hatte ich doch gehofft, dass er mich nicht einfach ziehen lassen würde. Gleichwohl ließ er mich ohne Weiteres gehen, fragte nicht, wie ich zurechtkommen würde, ob jemand für mich sorge. Er hatte eine ärztliche und eine therapeutische Fürsorgepflicht, und ich war stark gefährdet.

Aber es gab auch jetzt kein freundliches, fürsorgliches Wort. »Leben Sie wohl«, war alles, was er sagte. Auf meinen zwei Krücken humpelte ich hinaus, wandte mich nicht mehr um.

Beiläufig gefragt: Kann der Ärzte-Eid gebeugt werden? Muss er nicht gerade in Situationen, in denen Abneigung, ja Hass regieren, seine Gültigkeit beweisen?

3. Der Versuch der Bewältigung

Ein Stück von dem großen Entsetzen

Sinn macht vieles, vielleicht alles ertragbar.
C. G. Jung

In der Stunde am 11. Januar 1999 hatte ich gespürt, dass der Analytiker genau da weitermachte, wo wir im November aufgehört hatten – mitten im Krieg. Und Krieg führen bedeutet im Kern nichts anderes, als mit der Macht und dem Recht des Stärkeren den Schwächeren in die Knie zwingen zu wollen. Und wer von vornherein keine Chance hat, sich durchzusetzen, so wie ich, denn wir waren einander nicht ebenbürtig, kann allenfalls einen Todeskampf führen, keinen Krieg.

Meine Fragen, meine Vorhaltungen wurden gegenstandslos, denn Dr. L. hatte sich gerechtfertigt, indem er seine Fehler verharmloste. Außerdem gab er vor, so vieles vergessen zu haben, sich nicht mehr zu erinnern. Wenn er es gewollt hätte, wäre ich gern bereit gewesen, damalige mir wichtige Situationen erinnernd zu beschreiben. Sein lockeres Hinweggehen über meine verzweifelte Anstrengung, in wirklichem Kontakt mit ihm zu sein, erbitterte mich. Er schien uninteressiert an mir, an meinen Themen.

Trotzdem wartete ich in den, dem Abbruch der Therapie folgenden Tagen, Wochen, Monaten auf einen Anruf, eine Frage nach meinem Ergehen. Aber es kam nichts, außer der Rechnung für zwei Stunden analytische Einzeltherapie und eine »eingehende psychiatrische Untersuchung«, die er regelmäßig ein Mal pro Quartal zusätzlich zu seinen schriftlichen Aufzeichnungen (Ziffern 801 und 860) berechnete.

Mein Herz und meine Seele hatten sich in dieser Liebe geirrt, der Kopf war Untertan meiner Gefühle. Es dauerte viele Tage, bis der ganz große Schmerz ein wenig nachließ. Ich lag auf dem Sofa, von neun Uhr bis neun Uhr bewegte die Maschine mein Bein, mein Knie auf und ab, verdammte mich zur Untätigkeit; außer Lesen war keine Beschäftigung möglich. Ich war mit mir und meiner Verzweiflung allein, diesem Nichtverstehen-Können, was da passiert war. Besucher schoben meine Traurigkeit auf die Schwierigkeiten, die Länge des Heilungsvorganges, die unangenehmen Schmerzen nach der Operation, das Ans-Haus-gefesselt-Sein; ich ließ sie in diesem Glauben.

Ich war an die Grenzen seines Könnens gestoßen, endlich wurde mir das ganz deutlich. Wenn Dr. L. sich verschloss, sich mir entzog, unfähig war, mir auf der Gefühlsebene zu antworten, meinte er nicht mehr mich, denn er redete nicht mehr *mit* mir, sondern wir sprachen *über* mich. Je mehr er von seiner Angst vor mir gesprochen und sich dahinter versteckt hatte, umso mehr suchte ich nach seinem wahren Selbst. Mir aber hatte er die Schuld an seiner Angst gegeben, hatte von meiner Schuld und seinen Mängeln gesprochen. Wie gut kannte ich solche Worte aus Kindertagen: »Weil du nicht lieb bist, hat Mutti Asthma.« Und dann fühlte ich mich wieder einmal so richtig schuldig.

Wir hatten uns gegenseitig bis aufs seelische Unterfutter entkleidet und Dr. L. war nicht willens oder auch fähig gewesen, eine schützende Hülle zu bereiten. Deshalb hatte ich zu gehen, auch wenn es der schwerste Abschied meines Lebens war. Mit diesem Aufgeben erlebte ich alle Abschiede noch einmal, von allen Menschen, die ich liebgehabt hatte, allen Häusern, in denen ich geborgen gewesen war. Es war das Zurücklassen von etwas Kostbarem, wie bei der Flucht aus Pommern, der späteren zweite Flucht aus Mitteldeutschland in den Westen. Mir war, als hätte ich kein Zuhause mehr.

Erkenntnis im Zuckeltrab

> Jeder Weg, der seinen Namen verdient, führt zugleich in die Ferne und in die Tiefe, an den Rand der Welt und in ihr Herz.
>
> *Christoph Ransmayr*

Während ich nun auf dem Sofa mit dieser Kniebewegungsmaschine lag, zu Tatenlosigkeit und viel Zeit verdammt, versorgte Marta mich mit Büchern aus der Universitätsbibliothek, deren Titel ich ihr notiert hatte. Ich las sozusagen »wild«, das heißt, ich schrieb Titel auf, von denen ich dachte, dass gerade dieses Buch mir helfen könnte, zu erkennen, was sich zwischen Dr. L. und mir ereignet hatte. So las ich in mehreren Büchern, dass ein Therapeut einen Patienten nur so weit führen und bringen könne, wie er selber gereift, gewachsen und in seiner eigenen Entwicklung gekommen sei. Das verstand ich, es war logisch. Als ich begriffen hatte, was dieser Satz meint, stellte ich mir die Frage: Was passiert mit dem Patienten, wenn er/sie »an die Grenzen des Analytikers stößt« und dessen auch noch beschuldigt wird? In meinem Falle sagte Dr. L. *nicht*: »Bis hierher bin ich mit meiner eigenen Entwicklung gekommen, weiter kann ich Sie leider nicht begleiten!« Hätte er das erkennen müssen?

In der Therapie hatte ich ausdrücklich lernen wollen autonom zu werden, zu sein, und fühlte mich doch nach dem Abbruch meiner Analyse abhängiger als je zuvor in meinem Leben. Dr. L. hatte zwar eingeräumt, dass er nicht reif und gefestigt genug sei, nicht souverän genug und gern stärker wäre. Aber ich wollte und konnte ihn immer noch sehen, wie er früher gewesen war, stark, wissend, voll tiefen, echten Gefühls, das er dann scheinbar sorgfältig vor mir verborgen hielt. Meine Liebe, die jahrelang meine innere Gewissheit gewesen war, hatte ich der Anzüglichkeit und der Verzerrung preisgegeben.

Nach mehreren Wochen der Kräftigung war ich bemüht, einmal neben mich zu treten, und mit einem Mal sah ich den Überschwang meiner Innenwelt wie mit fremden Augen als eine genierliche Vertrauensseligkeit. Man kann mit einer einfachen Wahrheit jahrelang vertraut sein und sie hundertmal selbst ausgesprochen haben, bevor sie einem zum ersten Mal in die Knochen fährt. Zwar bemühte ich mich all die Zeit, und tue das heute noch, mein Wissen nicht nur von innen her zu verstehen, sondern es auch von außen zu betrachten und zu verstehen. Doch die Gefahr ist groß, vieles falsch zu interpretieren. Aber ich wollte und musste weiterkommen in meiner Entwicklung und suchte letztlich nach dem, was Dr. L. und mich verband – obwohl das Trennende alles andere überwucherte. Schon lange hatte ich geahnt, dass sich eine beidseitige Gefangenschaft in derselben Unbewusstheit ergeben hatte (C.G. Jung). Nur konnte und kann ich dieses nicht genau definieren, ich bin auf Vermutungen angewiesen.

Dr. L. und ich waren in einen Konflikt hineingeraten und unversöhnt auseinandergegangen, waren beide verletzbar und verletzten deshalb den anderen. Ich sah in ihm einen Erbarmungslosen, so wie er vielleicht eine Beißzange in mir sah. Es gibt in zwischenmenschlichen Beziehungen nur Versionen und Sichtweisen, Bilder, die wir uns von den anderen und die andere sich von uns machen. Die eine und ganze Wahrheit gibt es nicht.

Unversöhnt war ich von Vater und Mutter geschieden, als sie gestorben waren. Der Konflikt zwischen dem Analytiker und mir war die Neuauflage meiner tiefen, weit zurückliegenden Störung der inneren Balance. Ich hatte in meinem Leben oft zuerst die Wünsche anderer gesehen und diese möglichst erfüllt, hatte meine Lebendigkeit nutzen lassen, soweit das erwünscht war, und wo sie störte, hatte ich sie murrend weggesteckt. Ich war perfekt angepasst. Diese Destruktivität spürte ich nicht nur im eigenen Leben, denn ich zerstörte damit meine Lebenswünsche und -ziele. Ich hoffte ja, dass andere sie mir aus Dankbarkeit oder Gefälligkeit erfüllen würden. Wenn das aber nicht der Fall war, wurde ich zornig und störte damit die Beziehung, wurde destruktiv auch für meine Nächsten. In meiner Analyse hatte ich eine Chance gesehen, auf die tiefen Unstimmigkeiten in meinem Inneren einzugehen, mich mit mir selbst, meiner eigenen Lebensgeschichte auszusöhnen. Ich war bereit gewesen, den schmerzhaften Weg in das Dunkel des eigenen Schattens zu gehen. Überdies war ich entschlossen, zielstrebig daranzugehen, aus dem diffusen Gefühl einer Depression herauszukommen. Nach dem Tod meines Mannes hatte ich den Blick und die eigene Energie wieder nach vorne richten wollen. Zu lange war ich fremdbestimmt gewesen, jetzt endlich war die Zeit gekommen, mein Leben selbst zu gestalten, meinen inneren Räumen die mir eigene Form zu geben und sie zu bewohnen. Dr. L. hatte mir Zuneigung, Verstehen, Gegenliebe versprochen und seine Zusage nur bedingt eingehalten. Wie einen nassen Lappen hatte er mir zuletzt meine Nähewünsche, meine erotischen Wünsche, meine Gier um die Ohren geschlagen, hatte mich destruktiv und aggressiv genannt. Wie sollte ich mich da mit mir selbst versöhnen, geschweige denn mit ihm? Aber dieser Wunsch war und ist übermächtig in mir.

Ich fühlte mich schuldig, weil ich ihn so bedrängt hatte, und suchte verzweifelt einen Weg, diese Schuldenlast loszuwerden. Denn wie konnte es geschehen, dass ich so völlig außerhalb meiner Erziehung, meiner Norm, meinem Mich-selbst-Kennen gedacht, gefühlt, gehandelt hatte? Ich brauchte dringend Hilfe, Zuspruch, Erkenntnis, weil viele Versuche, über meine innere Not zu sprechen, scheiterten. Zu einem anderen Menschen so reden zu können wie zu mir selbst: ein unerfüllbarer Wunsch! Welche meiner Freundinnen, Bekannten hatte Erfahrung, was Missbrauch in einer Therapie bedeutete? Nur Sally hatte ein tiefes Wissen davon, weil ihr etwas Ähnliches in abgeschwächter Form bei einer Therapeutin widerfahren war. Sie war selber in Not. Wer sonst konnte mitempfinden, was mir da begegnet war, womit ich mich auseinandersetzen musste, um zu überleben?

Meine Helfer waren Bücher. Manchmal war es nur ein Satz, ein Gedankengang in dieser für mich zunächst unwegsamen analytischen Denkform und Schreibweise. Ich hätte sofort therapeutische Hilfe und Begleitung gebraucht, scheute aber doch vor aktiver Suche danach zurück. Denn ein bleibendes Ergebnis war trotz unserer Entfremdung mein Versprechen, Dr. L. nie zu denunzieren. Einst, als ich ihn gefragt hatte, warum er jetzt so streng auf seine Grenzen achte, früher sei er doch bestrebt gewesen, sie zu verwischen, hatte er mir vorgeworfen, ich wolle seinen Ruf ruinieren und seine Existenz vernichten. In unserer Stadt, in der wir beide leben und die in manchem kleinstädtischen Charakter hat, spricht sich vieles herum, und das wollte ich ihm nicht antun, dass ich nun zu einem Kollegen von ihm, Freund oder Intimfeind, gehe und dort alles ausbreite. Ich wollte unbedingt vermeiden, Dr. L. in irgendeiner Weise zu schaden, denn noch sah ich mich als die Hauptschuldige an dem Desaster. Außerdem war ich gehindert durch die äußeren Umstände meiner relativen Unbeweglichkeit. Freundinnen, Nachbarinnen versorgten mich, meine Hilfe im Haushalt wusch, bügelte, putzte, kochte, räumte auf. Der Pfarrer kam, jüngst ein zweites Mal verwitwet, auch er ein Pilger auf dem Weg der Suche nach sich selbst. Und ich las.

In jedes Buch, das ich zu lesen begann, klebte ich vorn einen Haftzettel, auf dem ich Notizen machte, die ich dann abends, wenn die Maschine sich und mein Bein nicht mehr bewegte, in mein Tagebuch übertrug. Ich wollte Klarheit, wollte auch später, wenn das ausgeliehene Buch zurückgegeben war, nachlesen können, wie Sprache und geschriebenes Wort als Mittel der Annäherung an mein Erleben dienten, mir manchmal – vielleicht auch fragwürdig – erklärten, deutlich werden ließen, was über mich hereingebrochen, welche Fehler meinem Analytiker unterlaufen waren. Ich machte Exzerpte, manchmal seitenlang, schrieb meine Gedankengänge dazu. Immer mehr erkannte ich: Die einzige reale Wahrheit ist die, die wir über uns selbst entdecken.

Von manchen Sätzen in diesen für mich nahezu unwegsamen Fachbüchern fühlte ich mich dennoch verstanden und getröstet. Langsam bekam ich ein Gespür für das Vokabular, viele Wörter musste ich in dem alten Fremdwörterbuch mit dem abgerissenen Rücken nachschlagen. Häufig war ich überrascht zu lesen »veraltet für ...«. Es war wie das Jägerlatein oder besser der jagdliche Wortschatz, den ich durch meinen Mann kennengelernt hatte, das Herausgehobensein aus der Alltäglichkeit unserer Sprache. Eine neue Welt tat sich für mich auf, geheimnisvoll, verlockend, faszinierend, weil sie mir bekannte und unbekannte seelische Regungen, aber auch Handlungsweisen im Alltag verständlich werden ließ. Jeder Autor hatte einen eigenen Stil, manche schrieben warm und liebevoll von ihren Patienten, andere erklärten mehr sachlich, was sie vermitteln wollten, es gab ganz distanzierte Schreibweisen und solche, bei denen Menschlichkeit hinter jedem Absatz für mich fühlbar und sichtbar war. Es war ein einsames Lernen, spannender als jede Kriminalgeschichte, überwältigend manchmal die Erkenntnis. Wenn ich zu einem für mich wichtigen Satz kam, ging in meinem Hirn eine rote Lampe an.

Einsamer nie …

> Ich suche immerfort etwas Nichtmitteilbares mitzuteilen, etwas Unerklärbares zu erklären, von etwas zu erzählen, was ich in den Knochen habe und was nur in diesen Knochen erlebt werden kann.
>
> *Franz Kafka*

Zum ersten Mal versuchte ich meinen Schmerz zu beschreiben und hatte doch große Angst davor, weil es so wehtat, meinen Leidensweg in Gedanken noch einmal zu gehen. In mein Tagebuch hatte ich oft geschrieben: »Alles in mir schreit, *schreit, SCHREIT!*« Und: »Jede Zelle in mir weint!« Aber wie kann ich mit Worten vermitteln, wie diese Widerwärtigkeit, benutzt und weggeworfen worden zu sein, sich anfühlt? Ein Körpergefühl, als würde ein Blitz den Körper zerstören, als würde ein glühender Keil, einer Pfahlwurzel vergleichbar, vom Kopf her abwärts durch meinen Schoß getrieben. Das zerreißt einen doch! Dazu kam diese lähmende Traurigkeit, das hilflos aushalten zu müssen, was ich als meine Bösartigkeit und damit Schuld ansah. Das Wissen um meine Rebellion (nicht Aggression!) und die frechen Repliken während der letzten Jahre in der Therapie, das Betteln um Erklärung, Erkenntnis und damit Linderung meiner Verzweiflung. Denn »Gefühle, deren Zustandekommen man versteht, werden durch den Verstehensprozess reduziert« (Karl König). Mein Leib war angefüllt mit Explosivstoffen, die ich unter Verschluss halten wollte, die für andere spürbar waren, sie auch verletzten. Ach, ich möchte viel eindringlicher, anschaulicher beschreiben, was mich jahrein, jahraus täglich gequält, malträtiert, kaputtgemacht hat. Die Kraft sichtbar werden lassen, die mich zerstört hat, anstatt dass sie etwas Sinnvolles für mein Leben bewirkt hätte. Aber mein Schreiben war auch Ersatz, eine Möglichkeit mit *ihm* zu leben, obwohl er nicht da war. Dass es aber mehr ein Hinwenden zu mir selbst, zu meiner Einsicht und inneren Stärke war, wurde mir erst viel später bewusst.

Ich hatte kein Lebensgefühl, schon seit Jahren nicht mehr, es war ein Überleben, ein *Am*-Leben-Sein, aber nicht IM Leben. Ein mühsames Klimmen von einem Tag zum nächsten, vom Morgen mit dem Trost, dass ich es bis zum Abend schon irgendwie schaffen würde. Während der letzten Jahre der Therapie hatte mich am Ende fast jeder Stunde zunehmend ein solches Wundsein, eine so tiefe Verzweiflung heimgesucht, dass ich kaum fähig war, das Auto heimzulenken. An der mit Birnbäumen gesäumten Allee gab es einen Stamm, der mich geradezu einlud, dagegen zu fahren, mich zu zerstören, um meine innere Zerstörung zu beenden. Das Grauen hing noch den ganzen Tag über mir. Ähnliche Suizidgedanken überfallen mich auch heute immer wieder, wenngleich sie weniger werden.

Dieses Herumstochern in alten Wunden, das Virulentmachen früher Eiterherde, das gnadenlose Aufreißen kaum vernarbter Verletzungen, zuerst in der Therapie, jetzt zu Hause im Lesen, Schreiben, Nachdenken und -empfinden: Ich wollte so gern in der Gegenwart leben und konnte doch mit dem Verweilen in der Vergangenheit nicht aufhören.

In der vorletzten Therapiestunde hatte ich am Schluss, ohne zu überlegen, gesagt: »Mir ist, als hätte mein Vater mir Gewalt angetan!« Damit hatte ich ein diffuses Gefühl in mir zum Ausdruck gebracht und im Nachhinein überlegte ich nun lang und breit, was da so vehement aus mir herausgebrochen war. Ich sah es so: Der Analytiker hatte sich mir damals genähert, indem er sich anders als gewöhnlich neben mich, die ich auf der Couch lag, setzte. Er hatte mich angefasst und gehalten mit einer Absicht, die ich bis heute nicht kenne (»verständliches Mitgefühl« war seine spätere Auskunft). Ahnungslos hatte ich auf der Couch gelegen. War es meine Schutzlosigkeit, die sein Mitgefühl zu Übergriff und Grenzverletzung eingeladen hatte? Tatsächlich hatte die Berührung neben allem Chaos auch wie ein *Sesam-öffne-Dich* gewirkt und mir das Sekundenglück des Gehaltenseins geschenkt, denn alle inneren Reichtümer waren plötzlich, wie von Zauberhand geschaffen, in mir aufgetaucht. Erschreckend in ihrer Schönheit, faszinierend wie ein fern lodernder Waldbrand in der Nacht, in schillernder Vielfalt, aber auch in ihrer Bedrängnis angesichts dieser plötzlichen Offenbarung. Doch, indem er »nur« meine Hand gehalten hatte, war der Analytiker eingedrungen in meine auch mir selbst verschlossene Tiefe, mein innerstes Reich der Reichtümer. Er konnte meine Schätze genießen, weil ich ihn daran teilhaben ließ. Danach konnte er meine Hand, mich loslassen, sich entfernen, mich allein lassen, verlassen.

Dass ich mit dieser mich überwältigenden, fassungslos machenden Erfahrung nicht zurechtkam, weil das Chaos meiner Gefühle zu groß und die neu gefundenen Schätze durcheinander und ungeordnet waren, beeindruckte ihn anscheinend nicht. Dass danach die Arbeit des Sortierens, Erläuterns, Suchens anstand, dessen schien er nicht gewahr zu werden. Wenn er Nähe wollte, bekam er sie von mir, samt der in güldene Worte gefassten Schätze. Wenn er keine Nähe brauchte, machte er emotional dicht. Mit all den weiteren Berührungen, späteren Umarmungen, aller Zärtlichkeit und seinen Worten der Zuneigung hatte er Unheil angerichtet, von dem die »Mama«, in diesem Fall seine Standesorganisation, nichts erfahren durfte. Ich fühlte mich wie ein Kind, das den »Papa«, von dem ihm Gewalt angetan worden war, im Therapeuten sieht und liebt, und das nun nicht begriff, warum der »Papa« sich abgewendet hat und alles Gewesene abstreitet. Der erwachsene Teil in mir erinnerte sich verachtungsvoll und abgestoßen an die hochmütigen Antworten des Therapeuten und erfasste schrittweise das Dämonische dieser seelischen Zerstörung, versuchte beide Bilder miteinander zu vereinbaren.

In der Ruhezeit, nach dem Abbruch der Therapie, versuchte ich, das Gewesene zu erfassen und damit Abschied von Dr. L. zu nehmen. Rückblickend bin ich dankbar für diese Zeit der inneren Einkehr, der tiefen Auseinandersetzung mit mir selbst, des intensiven inneren Erlebens, gehindert an äußeren Aktivitäten, weil ich an diese Genesungsmaschine gebunden war. Dass es so lange dauern könnte, dieses Fortgehen von ihm, Loslassen, Freiwerden, hätte ich nicht für möglich gehalten. Ich hatte mich losgerissen von ihm, ohne doch von ihm loszukommen. Vorerst bestand ich aus Warten. Damals glaubte ich noch, die Fehler, die der Analytiker gemacht hatte, seien ihm in guter Absicht unterlaufen, er habe zu meinem Besten handeln wollen. Zu Beginn des Jahres 1996 hatte ich ihm gesagt, dass ich Antwort und Echo nicht aus seinem Kopf, sondern aus seinen Tiefen brauche, um Ordnung und Klarheit für meine Gefühle zu finden, und ich hatte die Antwort bekommen: »Ich habe Sie verstanden.« Kein Wort von seinen Grenzen, das da hingehört hätte. Ich hatte ihn ängstlich gefragt, ob er auch die Übersicht nicht verlieren würde? Nein! Bestimmt nicht? Nein, bestimmt nicht, da könne ich beruhigt sein, das würde nicht passieren.

Außerdem hatte ich noch von dem hohen emotionalen Risiko gesprochen, das er eingegangen sei. Aber auch das war für ihn angeblich normal und gehörte zu seiner Arbeit. Als er dann doch alle Übersicht verloren hatte und ein emotionales Risiko nicht länger eingehen wollte, war plötzlich ich die Schuldige an dem Martyrium. Dabei hatte er wie ein Einbrecher alles in mir durcheinandergewühlt und sich dann ums Aufräumen gedrückt, mich in meinem Chaos sitzen gelassen und sich hinter seinen Grenzen verbarrikadiert. Mit Erstaunen, ja Erschrecken lese ich nun den Satz von Klaus Grabska (aus seinem Artikel »Zur Gewalt der Deutung. Über Destruktivität in der analytischen Methode«): »Nur als Einbrecher kann der Analytiker sich dem Tresor des Unbewussten nähern«, und zweifle wieder an mir, an der Richtigkeit meiner Empfindungen, meiner Vorwürfe.

Lange Zeit kam ich mit meinem Abbruch der Therapie nicht zurecht, hielt ihn für falsch, wissend, dass ich zu der Zeit an der Grenze dessen, was ich ertragen konnte, angekommen war. Nur selten hatte ich meinen unzugänglichen Analytiker klein machen wollen, auch wenn böse, verletzende Worte aus mir herausgebrochen waren. Mir ging es darum, wirklich gesehen zu werden als die Frau, die ich werden kann, nicht als abgelebte, depressive, naive, kraftlose Witwe, die nie lebendig sein durfte. Ich hatte die meisten meiner Einwände als kritische gesehen, er sah darin die Abwertung seiner Person. Deshalb war alles im Irrationalen seiner Abwehr stecken geblieben.

Das Dunkel jener Stunden wird lichter

> Ich hatte gesehen, dass weder Freud noch seine Schüler verstehen konnten, was es für Theorie und Praxis der Analyse bedeutet, wenn nicht einmal der Meister mit der eigenen Neurose fertig wird.
>
> *C. G. Jung*

Endlich hatte ich erkannt, dass die Zeit gekommen war, mich auf mich selbst und meine Kraft, meinen Entdeckergeist, meine Leistungsfreude zu besinnen, und dass es nun darum ging, mich dem Leben zuzuwenden.

Offensichtlich war dieser Erkenntnis mein rebellisches Verhalten gegen den Analytiker schon vorausmarschiert. In der Wohnung durfte ich wieder ohne Krücken gehen und konnte mit der Hilfe einer Nachbarin einkaufen. Aber ich wartete weiter: auf tiefere Erkenntnis, auf ein Nachlassen des Schmerzes und meiner Sehnsucht nach ihm, auf Nachricht. In meiner Gefühlswelt gab es nun nicht mehr diese schrecklichen Schwankungen, die am Therapietag ihren Höhepunkt erreichten oder genauer gesagt ihren Tiefpunkt, aus dem es während der Woche nur ein ganz langsames Emportauchen gab. Das war erleichternd.

Nachdem ich das Buch von C.G. Jung, *Erinnerungen, Träume, Gedanken*, zu Ende gelesen hatte, konnte ich endlich meinen Vater und seine Mutter, meine Großmutter, mit dem Herzen sehen, ihr Leid und all das Schreckliche ihres Lebens. Jetzt erst konnte ich meinen Vater verstehen und erkennen, dass er mir wortlos seine Last aufgebürdet hatte, ohne es zu wissen und zu wollen. Er hatte seinen Kinderschmerz so tief verschlossen, dass niemand, besonders ich als seine Tochter nicht, daran rühren durfte. Ich hatte an jenem Abend darüber meditiert und schließlich die zwei Kerzen gelöscht. Um die Leuchter wieder gebrauchen zu können, hatte ich die beiden Dochte der abgebrannten Lichte herausgefischt und auf einen Untersatz gelegt. Aus ihrem Glimmen stieg ein Rauch auf, wunderzart, wie feinste Spinnweben, sich drehend und auf mich zufließend, mich einhüllend in den duftigsten Schleier, den man sich denken kann, ein Geschenk, das einige Minuten dargebracht wurde – von wem? Ein Rauchzeichen der allumfassenden Liebe, Symbol des Eingehülltseins in Vergängliches.

Mit jedem Buch, das ich las, drang mehr und mehr in mein Bewusstsein, dass Dr. L. selten nur Stellung bezogen, meine Fragen oft mit Schweigen übergangen hatte: eine Spirale des Schweigens, die immer größer geworden war. Nachempfindend wurde es für mich ganz wichtig, zu erkennen, wo denn *mein* Versagen lag, *meine* Blindheit? War ich einfach vertrauensvoll oder nur ein dummes, vertrauensseliges Kind gewesen? Sträflich leichtsinnig oder nur begierig nach Befreiung von den neurotischen Mustern und Fesseln?

Ich musste immer wieder an seine Augen denken, wenn sie für mich gelächelt hatten. Im letzten Jahr waren seine Augen immer hart, dunkel, nie wieder zärtlich leuchtend wie in der Zeit, da er um mich geworben hatte, dass ich mich ihm öffnen, mich ihm anvertrauen sollte, da er mir erlaubt hatte, ihn zu berühren, ihn zu lieben, gewollt hatte, von mir ins Herz geschlossen zu sein. Mein inneres Auge sah ihn nun äußerlich zwar unnahbar, doch von fühlbarer, bezwingender Unmittelbarkeit seiner Gefühle, seinen verborgenen Wünschen nach Nähe und Verstandensein. Seine Zwiespältigkeit wurde sinnfälliger für mich. Er war der Verzeihende, der Vergebung ersehnte, der Verstehende, der verstanden sein wollte, der Erhabene, der sich ganz klein in liebende Arme wünschte. Doch war ich immer noch geblendet und damit unfähig zu erkennen. Während der Therapie hatte ich lange Zeit nicht »wissen« müssen, mir genügte es, wenn der Analytiker wusste, was für mich gut und richtig war, zuverlässig und Halt gebend. Jetzt aber musste ich wissen, um verstehen zu können und um fähig zu werden, für mich selbst zu sorgen.

Allmählich war ich wieder in der Lage, vorsichtig auszugehen, und ich besuchte ein Konzert, bei dem Dr. L. und seine Frau mitwirkten. Er übersah mich geflissentlich, ging an mir vorbei, als wäre ich nicht vorhanden, anscheinend konnte er mir nicht mehr in die Augen sehen. Zwischen den musikalischen Darbietungen wurden Texte verlesen, einen von Erich Fried fand ich besonders passend: »Die Menschen sagen zu den Steinen, ihr müsst menschlicher werden. Da sagen die Steine zu den Menschen, dann müssen wir noch härter werden.«

Nach meiner Lektüre von Michael Balint, *Die Urformen der Liebe und die Technik der Psychoanalyse*, war mir endlich von einem Autor verständlich gemacht worden, dass meine »Sucht«, meine »unersättliche Gier« in einer bestimmten Zeit meiner Analyse vorhersehbar und unabdingbar gewesen waren. Ich fühlte mich nach der Lektüre verstanden und zu meiner Erleichterung gerechtfertigt; ich hatte aber auch begriffen, welche Schwierigkeiten mein Analytiker durchzustehen hatte, weil er nicht in der Lage gewesen war, »einen unbeirrt gleichmäßigen Kurs zu steuern«. Wie oft muss ein Analytiker den »Neubeginn« einer Patientin mit durchleiden und durchstehen, ehe er ihn unerschrocken überlebt? Kann ein Therapeut das leisten, auch wenn er einen »Neubeginn« nur aus der Literatur kennt? Ich hatte neue Verhaltensweisen ausprobieren wollen, weil ich in mir eine Übereinstimmung von »Person« und »Selbst«, »Wollen« und »Sein« vermisste, und war in meine alten Muster zurückgefallen. Erstmals ahnte ich, dass ich bereit gewesen war, mich missbrauchen zu lassen, um nicht ohne ihn sein zu müssen. Es war, als müsste ich langsam von schwerster Krankheit genesen.

Vielerlei geheime Wunden

> Vergewaltigung und von Kannibalen gefressen werden sind bloße Bagatellen im Vergleich zur Vergewaltigung des Kerns des Selbst.
>
> *Donald W. Winnicott*

Trotzdem war ich nach wie vor nahezu unfähig zu sinnvollem Tun. Ich las, ließ aber ansonsten die Tage verstreichen und war froh, wenn einer herum war. Ich kämpfte immer noch um mein Überleben. Ich wartete und hoffte auf Einsicht meines ehemaligen Therapeuten, auf seine Bereitwilligkeit zur Abklärung des Geschehenen, auf sein Erbarmen mit mir, seine Bereitschaft zur gemeinsamen Beendigung der Analyse. Was hatte uns beide in diesen Wörter- und Seelenkrieg geführt? Es muss ein ganzes Bündel von Motiven und Komplexen gewesen sein, von Haltungen und Neurosen, das dieses therapeutische Beziehungsballett in Gang gesetzt und in Bewegung gehalten hatte. Wir waren ein ambivalentes Paar, zwiespältig miteinander verbunden; zeitweise schien es, als sei er der hilflos Stärkere und ich das überlegene Opfer. Verloren wir einander durch die unüberwindlich scheinende Dissonanz zweier Erwachsener oder weil unsere inneren Kinder einst Opfer gewesen waren und wir aus diesen Rollen nicht hinausfanden? Unsere beiderseitige Verdächtigungsbereitschaft war so wach! Es war ein Klima der Missverständnisse, Unterstellungen und Diffamierungen entstanden, in dem ich zu ersticken drohte, auch wenn ich daran beteiligt war. Wurde ich moralisch abgewertet, weil ich als Patientin unbequem und missliebig geworden war, wurde deshalb mein Anliegen, ein eigenständiger Mensch mit all meinen Wünschen und Gefühlen zu werden, mit Schmutz beworfen? So bösartig habe ich es empfunden. Wie hätte ich auch meine Identität finden können in diesen Rededuellen und seinen Aufforderungen zur Zurückhaltung, sprich Triebunterdrückung? Der Analytiker schien mein Bestreben als schwüle Schummrigkeit erotischer Unterwelten zu erleben, die er als bedrohlich empfand. Ich fühlte mich aufgefordert, mein übles Verlangen nach ihm besser zu beherrschen. Von den freundlichen Worten, liebevollen Gesten, guten Deutungen zehrte ich in den dürren Jahren der Ächtung. Gegen die spätere Entwertung durch den Therapeuten schützte ich dieses Kleinod, das er mir einmal zugesprochen hatte: »Sie sollen hier wissen und lernen, dass Sie gemocht und schön gefunden werden.« Im Nachhinein beklagte ich nun meine Sorglosigkeit und das Nichtbeachten warnender Zeichen, zum Beispiel seiner Körpersprache. Das ständige Sinnieren führte mich stufenweise zur Enthüllung und Entzauberung dessen, was geschehen war.

Ich besuchte einen Workshop mit Tilmann Moser zu Übertragung und Gegenübertragung. Ich war dort der einzige Laie unter lauter Therapeuten und nur aus Zufall dazugekommen. Aber ich wollte ja lernen, verstehen und sprach kein Wort über meine misslungene Analyse. Ich war wie ein trockener Schwamm, der alles aufsog, was erklärt und dargeboten wurde. Vor allem über Berührung in einer Therapie und mit welcher Vorsicht sie angewendet werden sollte wurde gesprochen. Ein Therapeut, der nicht genug Halt gebe, erzeuge im Patienten die Übertragung schwache Mutter oder schwacher Vater. In der Körpertherapie solle der Patient die Berührung dosieren können, der Therapeut solle nicht ungefragt den Patienten berühren.

Dann eines Abends fuhr ich auf eine Ampel zu, deren Licht im Näherkommen von Grün auf Gelb schaltete. Manchmal fahre ich bei Gelb schnell noch durch, aber ich sah Dr. L. und seine Frau dort stehen, wartete bis die Ampel auf Rot sprang und die beiden bei Grün die Straße überquerten. Drüben angekommen blieb Dr. L. stehen, drehte sich langsam um, blickte in der Dunkelheit zu mir hin. War der Strom meiner Energie so stark gewesen, die ich ausgesendet hatte? Oder wartete er nur auf nachfolgende Bekannte? Bei Grün fuhr ich weiter, kaum fähig, ordentlich zu fahren, aufgewühlt und voller Schmerz. In diesen Sekunden waren nacheinander die Gefühle der Freude über das Wiedersehen und der Verzweiflung über unsere Trennung, die Angst vor Repressalien (welche?) in mir. Es tat mir nicht gut, ihn zu sehen! Es bleibt mein Wunsch, dass meine Erinnerungen an ihn sich wandeln, hilfreich und trostvoll werden, warm und schön.

Wenige Tage später ging ich zur Vernissage einer Kunstausstellung mit dem Thema Wüste. Eines der Bilder sprang mich geradezu an, es zeigte großformatig in Öl eine goldene Wüste. War das nicht ein Widerspruch in sich? Aber das, was ich erlebte, empfand ich als goldene Wüste! Die tödliche Bedrohung, der Schrecken ohne Ende, die Endlosigkeit des Weges, die Einsamkeit und Verlorenheit, die Orientierungslosigkeit. Eine Öde ohne Begegnung, die versandende Beziehung. Doch auch: der Reichtum der Formationen als Ausdruck für meine Gefühle, die Hoffnung auf Findung und Erlösung, das Wissen um goldene Schätze in mir und bei vorbeiziehenden Karawanen.

Ich fand den Mut, das Buch *Therapeutische Aspekte der Regression. Die Theorie der Grundstörung* von Michael Balint mit einem Brief an meinen ehemaligen Analytiker zu schicken:

den 7.6.1999

Lieber Herr Dr. L.!
Zusammen mit meinen Grüßen für Sie schicke ich Ihnen ein Buch von Michael Balint und bitte Sie, es zu lesen, obwohl Sie es vermutlich schon kennen. Es hat mir wichtige Erkenntnisse vermittelt, und allmählich verstehe ich auch, was mir in der Therapie widerfahren ist.

Mithilfe Ihrer therapeutischen Arbeit hatte ich wohl die »Ebene der Grundstörung« erreicht. Im Verlauf dessen entwickelte sich bei mir eine »maligne Regression« (mein Klammern!) und es kam zu einer »malignen Übertragungs-Gegenübertragungs-Kollusion«. Darum hatte ich für den »Neubeginn« keine Chance.

Ich habe trotzdem das Gute, das ich von Ihnen bekommen und erfahren habe, nicht vergessen und wünsche mir immer noch eine wirkliche Aussöhnung mit Ihnen.

Ihre M.A.

Die Antwort vom 14. Juni 1999 lautete wie folgt:

Liebe Frau A.
Für Ihren Brief und die Übersendung des Michael-Balint-Buches danke ich Ihnen sehr herzlich. Aus Ihren Zeilen entnehme ich, dass es Ihnen durch Ihre Beschäftigung mit der psychoanalytischen Literatur und speziell mit diesem Buch von Michael Balint gelingt, zunehmend mehr Klarheit zu bekommen über das, was sich während unserer gemeinsamen Arbeit ereignet hat.

Sie äußern zum Schluss den Wunsch nach einer Aussöhnung mit mir. Offenbar möchten Sie gern mit mir ins Gespräch kommen. Möglicherweise befürchten Sie aber auch, dass ich zu diesem Aussöhnungsprozess nicht hilfreich genug beitragen kann. Deshalb könnte ich mir vorstellen, dass Sie von Ambivalenz erfüllt sind.

Für Ihren Weg der Auseinandersetzung mit sich im Inneren und Ihrer Lebensgestaltung im Äußeren sende ich Ihnen gute Wünsche und grüße Sie vielmals.

L.

Ich war traurig über diesen Brief. Wieder war es die »diplomatische Unschärfe«, die mich zur Verzweiflung brachte, die ich ertragen musste. Für jeden Leser klingt diese Antwort von Dr. L. freundlich, verständnisvoll. Für mich nicht! Dr. L. stellt fest, dass es mir gelingt, zunehmend mehr Klarheit zu bekommen. Das heißt, dass es für mich während des Jahrzehnts der Therapie keine oder keine genügende Klarheit gab. Warum nicht? Er wiederholt, dass ich meinen Wunsch nach Aussöhnung mit ihm äußere, unterstellt dann, dass *ich befürchte*, zu diesem Aussöhnungsprozess könne *er* nicht hilfreich genug beitragen. Wieso hätte ich mit dieser Befürchtung im Hinterkopf meinen Wunsch nach Aussöhnung an ihn herantragen sollen? Natürlich war ich von Ambivalenz erfüllt. Er war doch auch zwiespältig. Wenn ich mit ihm derzeit ins Gespräch hätte kommen wollen, hätte ich meinen Wunsch deutlich ausgesprochen. Überdies hatte ich nun die Vorstellung, dass er, auch wenn er das Buch lese, nicht merken würde, welche Fehler er gemacht hatte.

Über Jahre war ich völlig durcheinander, in der Gegenwart abwesend, ließ das Essen anbrennen, obwohl ich am Küchentisch saß und etwas oder auch gar nichts tat. Der Kuchen, die Plätzchen verbrannten im Ofen, weil ich vergessen hatte nachzuschauen oder den Kurzzeitwecker überhört hatte. Ich vergaß abzuschließen, wenn ich fortging, fuhr falsche Straßen und Wege, weil das Ziel meines Herzens in ... wohnte, fuhr über rote Ampeln, hielt bei Grün an; ständig unterlaufen mir auch heute noch Fehlleistungen. Es gab niemanden, der mir wirklich Halt gab, Sicherheit, bei dem ich zu Hause war. Im Gegenteil, ich hatte darauf zu achten, dass ich einigermaßen gut funktionierte, freundlich und einladend war, damit andere sich nicht zurückhielten, zurückzogen. Ich brauchte so viel Wärme und Nähe und konnte mir beides selber nicht geben. Vereinzelt gab es Stunden, in denen ich mich angenommen, auch verstanden fühlte. Bei Paula durfte ich weinen, sie nahm mich in die Arme, ich durfte in ihrem Schoß liegen und den Tränen freien Lauf lassen. Ich musste mich endlich einmal nicht zusammennehmen, und sie lehrte mich, Zusammenhänge und Wirkweisen zu erkennen. Sie zeigte mir Wege, Möglichkeiten, den Schmerz anzunehmen, zu verwandeln, indem ich ihn zu Bildern formte, mit denen ich leben konnte.

Auch Sally half mir in den Stunden des Beisammenseins durch ihr Wissen und ihre Erkenntnisse nach leidvollen Erfahrungen. Aber sie sagte auch, sie könne schreien, wenn sie zu viel Nähe spüre. Und ich konnte das nur im gegenteiligen Sinne einfühlen, denn ich möchte schreien, wenn ich keine Nähe spüre. Dennoch waren es Hilfen, die mich überleben ließen.

Ich vermisste Dr. L. so sehr, jeden Montag war er für mich da gewesen, zuverlässig, geduldig, warm und freundlich; später dann abweisend, ungeduldig, kalt, aber er war da. Und bis zur vorletzten Stunde war ich voller Hoffnung gewesen, dass ich die Kälte auflösen, sie in Wärme umwandeln könnte, wenn ich nur die richtigen Worte finden, die richtigen Gedanken zu ihm hinüberschicken könnte. Er war der Halt, den ich suchte, alle anderen Menschen konnten zusammengenommen ihn nicht ersetzen, so wichtig jede/r Einzelne für mich war mit dem ihr/m eigenen Wohlwollen, Verstehenwollen, Fürsorglichkeit. Aber ich fühlte mich wie ein mutterloses, verlassenes, heimwehkrankes Kind, ich wollte ihn um Verzeihung bitten, wie ich desgleichen oft in Kindertagen getan hatte, auch wenn ich an Kränkung, Unglück oder Ärger nicht schuld gewesen war. Denn Verzeihen geht leichter, dachte ich, wenn man darum gebeten wird. Ich schrieb einen weiteren Brief:

den 20.7.1999

> Man muss die Redlichkeit haben, die Grenzen, an die man gestoßen ist, zu nennen.
>
> *Elias Canetti.*

Lieber Herr Dr. L.!
Ihr Brief vom 14.6.99 hat mich enttäuscht und traurig gemacht, aber es ist, was es ist, und ich nehme das Urteil an.

Da es ein Gespräch nun nicht geben wird, schreibe ich Ihnen, was ich Ihnen lieber im Gegenübersein erklärt hätte: Ich bitte Sie um Verzeihung für all das Schreckliche, das ich Ihnen gesagt und damit angetan habe. Ich trage schwer daran. Jetzt ist mir nicht mehr wichtig, *warum*, sondern *dass* ich es gesagt habe. Nach all dem Guten, das ich jahrelang von Ihnen gehört und dankbar angenommen habe, hätte ich Sie nicht so furchtbar schmähen und verhöhnen dürfen. Das habe ich aus reiner Verzweiflung getan, weil ich Sie anders nicht erreichen konnte. Heute tut mir das alles sehr leid, denn jetzt erst kann ich die Schwierigkeit unserer therapeutischen Beziehung einigermaßen ermessen.

In großer Zuneigung – immer noch – bin ich Ihre M. A.

PS Gelegentlich möchte ich bitte meine Tortenform wieder haben.

26.7.99

Liebe Frau A.
Ihren Brief vom 20.7.99 habe ich interessiert und aufmerksam gelesen.

Ich ersehe daraus, dass Sie sich weiterhin mit unserer gemeinsamen Arbeit auseinandersetzen. Und dass Sie sich sowohl mit Ihren Erfahrungen des Verstanden- und Angenommenwerdens beschäftigen als auch mit den schmerzlichen.

Mir fällt aber auch auf, dass in meinem letzten Brief eine Passage offenbar wie ein »Urteil« auf Sie gewirkt hat, das Ihnen ein Gespräch mit mir wohl schwer macht.

Bezüglich der Tortenform teilen Sie mir bitte mit, ob Sie möchten, dass Frau S. sie Ihnen vorbeibringt, oder ob Sie sie selbst abholen wollen.

Mit vielen guten Wünschen grüße ich Sie herzlich,

Ihr L.

In seinen Zeilen hatte Dr. L. eine Antwort auf meine Bitte um Verzeihung ausgespart, als wäre sie nicht der Rede wert. Er war also nicht bereit, sich darauf einzulassen und mir zu verzeihen, hatte meine Hoffnung, Verständnis und Wohlwollen bei ihm zu finden, zunichte gemacht. Denn immer noch fühlte ich mich schuldig, *schuldig*! und schämte mich so entsetzlich. In meiner Vorstellung hatte ich mich mit meiner Bitte um einen Kuss prostituiert. Noch nie im Leben hatte ich mich einem Mann angeboten und war deshalb auch noch nie verschmäht und zurückgewiesen worden. Einstmals hatte ich ihn gefragt: »Sind Sie auch schon einmal verschmäht worden, wissen Sie, wie weh das tut?« Aber mehr als »Ja« hatte er dazu nicht gesagt. Nun war dieser Brief aus der Hinter-der-Mauer-Grenze-Barriere gekommen. Zunehmend begriff ich, dass sein Schweigen Unvermögen gewesen war, das auf mich wie Bestrafung gewirkt hatte. Einst hatte er mir versprochen, die immer noch schmerzenden Narben meiner Kindheit mit mir anzuschauen, sie mithilfe unserer Gespräche zu salben und neu zu verbinden. Dieses Versprechen hatte er gebrochen, als er mich fallen gelassen hatte. »Ich habe Sie auch verlassen«, hatte er es benannt. Er war in seiner beruflichen Korrektheit erstarrt und hatte sich durch eine Art »Dienst nach Vorschrift« in Wahrheit seines therapeutischen Auftrags entledigt. Für mich waren – sind – seine Blindheit und seine projektive Sicht der Dinge gleichzeitig Be- und Entschuldigung.

Ein offenes Tor

> Ach schreien, schreien! – Eine Füchsin sein
> und bellen dürfen, bis die Sterne zittern!
> Doch lautlos, lautlos würge ich den bittern
> Trank deines Abschieds, meinen Totenwein.
>
> *Christine Lavant*

Warum heulte meine Seele, krampfte mein Herz, stockte mein Hirn, war meine Sehnsucht nach ihm immer noch unbelehrbar? In einem Buch las ich eine Fallbeschreibung, die mich an meine Situation bei Dr. L. erinnerte. Ich schrieb an den Autor, bat um eine Beratung. Daraus wurde eine Therapie, die im Herbst 2003 endete. Eine Tür hatte sich für mich aufgetan, auch wenn ich mit Bus und Bahn deshalb jeweils mehr als acht Stunden unterwegs war.

Mittlerweile hatte ich so viel gelesen, dass ich anfing, zu durchschauen, in welchem Verhängnis ich gefangen, was in meiner Therapie falsch gelaufen war. Aber noch immer fühlte ich mich wie ein Säugling, der um einer nicht verstehbaren Schuld willen von Vater und Mutter ausgesetzt und verlassen worden war. Es war das Anliegen meines neuen Therapeuten B., mir einfühlbar zu machen, dass die Schuld eindeutig bei Dr. L. lag. Doch sind Verstehen und Begreifen für mich zwei unterschiedliche Dinge. Mit dem Verstand konnte ich bereits vieles verstehen, nur konnte mein Herz es nicht begreifen.

Wo ich kann, vermeide ich die Worte »Schuld haben«, sie sind so viel eindeutiger als es der wirkliche Sachverhalt in den allermeisten Fällen ist. Der Anteil am Geschehen liegt oft bei allen Beteiligten, aber es ist so viel einfacher, einem von ihnen oder den Verhältnissen die »Schuld« anzulasten. Und so fragte ich B. immer von Neuem, wo *mein* Anteil an der Verstickung zwischen Dr. L. und mir läge. Da ich auch über Verstrickung und narzisstischen Missbrauch von Therapeuten gelesen hatte, erklärte B. mir, dass die Autoren in den allermeisten Fällen etwas beschrieben hätten, was von ihnen selbst erlebt war. Das heißt, dass diese Fehler oft in Therapien geschähen, aber dass die Therapeuten in den allermeisten Fällen versucht hätten, noch »die Kurve zu kriegen«, und so habe auch Dr. L. vielleicht versucht und gemeint, mit den zuletzt beantragten 80 Stunden aus unserer verfahrenen Situation glimpflich herauszukommen und ein hilfreiches Ende meiner Therapie herbeiführen zu können.

Zur besseren emotionalen Bewältigung des Schadens und des Schmerzes begann B. mit der Anwendung einer speziellen Methode zur Verarbeitung traumatischer Erfahrungen (EMDR = Eye Movement Desensitization and Reprocessing), einer Übung, die ganz einfach aussieht, die ich aber als »Rosskur« bezeichnete. Der Therapeut bewegt einen Stift vor dem Gesicht des Patienten hin und her, der Patient folgt diesen Bewegungen mit den Augen. Die völlige Konzentration meiner Augen auf den Stift bewirkte, dass ich ganz rasch, wie mit einem Lift hinunter in meine Gefühlswelt fuhr, in das Chaos meiner Sehnsucht, meines Heimwehs nach Dr. L., in die Angst vor ihm, in das Unbegreifliche und Unbegriffene unserer Begegnung. Ich schrie meine Verzweiflung laut heraus, ich beschuldigte Dr. L., ich erzählte von all dem Schrecklichen, was er mir vorgeworfen und wie ich mit Worten zurückgeschlagen hatte. Ich war aufgewühlt bis ins Tiefste und jammerte wie ein kleines Kind. Mit der Zeit wurde ich von all dem Schreien so heiser, dass ich monatelang nicht im Chor singen konnte. Bis B. eines Tages sagte: »Schrei nicht so, du willst doch singen!« Das war gut gesprochen! Allmählich konnte ich auch bei der »Rosskur« beherrschter sein. (Aus meinem extremen Bedürfnis nach mehr emotionaler Nähe heraus hatte ich B. um das »Du« gebeten, das er mir nach kurzer Bedenkzeit gewährte.)

Verwirrte Tage, verwachte Nächte

> Weshalb hast du dir in den Kopf gesetzt, dass du unbedingt glücklich sein musst?
>
> *Ossip Mandelstam*

Wie gut, dass Weiterleben einfach geschieht, ich brauchte nichts dafür zu tun. Aber trotz aller Bemühung hatte ich das Gefühl von Stillstand. Ich hatte eine langjährige, verantwortungsvolle ehrenamtliche Arbeit, die mir viel bedeutet hatte, weil sie so etwas wie »Familie« war, aufgegeben.

Ich hielt andere Menschen ganz schlecht aus. Allmählich koppelte sich mein Leid ab von Dr. L., es blieb als Trauer, Verlassenheit, Sehnsucht (wonach, nach wem?) einfach bestehen. Mein Bedürfnis nach Aussöhnung mit ihm blieb drängend und beharrlich.

Es waren verschiedene Wege, die ich suchte und ging. Einer davon war die Teilnahme an einem Trauer-Seminar mit Jorgos Canacakis, das mich tief beeindruckte. Ich wollte all die Verstorbenen meiner Familie, meines Lebens endlich ziehen lassen, von denen ich einige in meiner Not so sehr vermisste. Ich trug die Last von so vielen Toten mit mir herum. Besonders möchte ich da meine Brüder nennen, meinen Mann und mein ungeborenes Kind. Aus einer großen Familie bin ich die letzte Übriggebliebene. Canacakis gab mir die Empfehlung, ich solle in meinen Gedanken dieses Kind wachsen lassen, bis es etwa drei Jahre alt sei, ich solle es für eine Nacht herzen, lieb haben, verwöhnen.

Trotz aller Wehmut wurde es eine Nacht voller Wunder, voller Zärtlichkeit und Vermissen. Zuerst, aber für immer, gab ich meinem kleinen Mädchen einen Namen. Unter sternblühendem Himmel erweckte ich es zu erinnertem Leben, spielte, sang, weinte mit ihm. Ich hatte nur meinen eigenen Körper, den ich liebkosen konnte, aber meine Wünsche und Gedanken hielten ein liebliches Geschöpf im Arm, mein fröhliches, herziges kleines Ebenbild. Eine Nacht voller Sehnsucht und Erinnerungen. Sah ich wirklich mein Kind? Oder mich als kleines Mädchen? Ich hatte an jenem Tag der Abtreibung keinen Gedanken daran verschwendet, welches Geschlecht mein Kind wohl gehabt haben mochte. Ich hatte mich wie ein Opfertier gefühlt, das zur Schlachtbank geführt wurde, und ich hatte mich nicht gewehrt. Ich war ja in Schande!

Endlich war ich von Canacakis ermutigt und bewogen worden, die Dunkelheit zu nutzen, dieses Kind als meines zu empfinden. Doch führte ich in dieser Zeit gleichzeitig einen Ringkampf mit mir selbst, ich saß über mich zu Gericht wegen meiner Nachgiebigkeit, meinem damaligen Handeln und meiner Opferbereitschaft. Trotzdem wurde es eine zärtliche Liebeserklärung an mein kleines Mädchen. Ich war voller Wünsche, es zu berühren, zu streicheln, nach Lachen, Necken, Suchen und Finden. Eine Nacht des Zaubers und einer großen Einsamkeit. Und am nächsten Tag begleitete ich in Gedanken und innerem Sehen mein Kind; ich sah es an der Hand meines fürsorglichen Mannes daherhopsen innerhalb einer schweigsamen Prozession Verstorbener. Ich erblickte all meine entschlafenen Lieben; sie schritten an mir vorbei, unberührbar und enthoben, zu einem nur in meiner Vorstellung existierenden weißen Schiff, das alle Verstorbenen übers Meer ins Reich der Toten führte.

Als ich viel früher einmal die Geschichte dieser Abtreibung in der Therapie bei Dr. L. erzählt hatte, um sie rückschauend durchzuarbeiten, wurde meinem heutigen Erinnern nach wenig dazu gesagt; nur des Analytikers Worte: »Seien Sie froh, dass Sie einmal ein Kind im Bauch gehabt haben«, sind mir noch erinnerlich. Was ich damals als sarkastische oder auch höhnische Bemerkung registriert hatte, stellt sich heute für mich – wie so viele seiner anderen Deutungen – eher als Hilflosigkeit dar. Vielleicht hatte er aber auch betonen wollen, dass ich froh sein könne, nicht steril gewesen zu sein. In einem anderen Zusammenhang, als wir über die Unmütterlichkeit meiner Mutter gesprochen hatten, hatte er bemerkt: »Stattdessen hat Ihre Mutter Sie zum Gynäkologen geschleppt!« Der Zorn in seiner Stimme, und wie er es gesagt hatte, hatten mir gut getan, weil es mich die richtige Dimension erkennen ließ.

Ich hatte in diesem Trauer-Seminar auch von Dr. L. wirklichen Abschied nehmen wollen, aber das war mir nicht gelungen. Noch immer war ich ein emotional völlig ausgehungertes kleines Mädchen in einem alt gewordenen Körper, das über das Verstehen lernen wollte, wie mein Leben auf mich allein gestellt funktionieren könnte. An Freude am Leben war noch nicht zu denken.

In der Therapie gab es weiter die »Rosskur«, weil B. meinte, dass Reden zurzeit nicht viel bringe. Noch immer konnte ich meinen Schrei nur selten in Worte kleiden. Ich brauchte seine und meine Geduld, das Abwarten für eine Veränderung, den Schritt vorwärts. Ich dachte damals oft, wenn Dr. L. und ich miteinander trauern könnten über das, was wir einander angetan haben, wenn wir beide weinen könnten über das, was uns widerfahren ist, vielleicht könnte dies heilsam sein. Bei einer anderen Tagung unter dem Thema »lebe dein Sterben« lernte ich den Satz: »Was gewesen ist, *ist so gewesen.*«

Der Geburtstag meines ehemaligen Analytikers nahte, und wie jedes Jahr buk ich für ihn eine Torte, die ich dieses Mal auf besondere Art verzierte. Auf diese Weise wollte ich meinen Wunsch und meine Bereitschaft zu einer Versöhnung zum Ausdruck bringen und baute in der Mitte des Kuchens eine Mauer aus Schokoladen-Dominosteinen mit Zahnstocherspitzen bewehrt auf, in die ich in der Mitte eine Tür mit einer Milchglasscheibe aus Pergamentpapier setzte. Hinter der Mauer war eine Staffelei aufgestellt, auf der ein Bild stand, das Salvador Dalí als arroganten König mit Umhang und Krone und jeweils einer Uhr in jeder Hand zeigte. Es war das Foto eines Dalí-Selbstbildnisses, das in diesem Fall für Dr. L. stand. Dazu hatte ich einige »Barrieren«, geformt aus Peddigrohr, gestellt. Vor der Mauer stand eine Margerite, die einen Regenbogen trug.

Es kam ein handschriftlicher Brief:

28.11.99

Liebe Frau A.,
es tut mir leid, dass ich erst heute dazu komme, Ihnen ein Dankesbriefchen zu schreiben.

Es hat mich sehr berührt, mit welcher Kreativität und mit welchem Sinn fürs Detail Sie mir eine wahrhaft königliche Torte gebacken und verziert haben. Sie hat nicht nur wunderbar geschmeckt, sondern auch die Dekoration hat mich sehr angesprochen. Sogar der Kuchenteller unter dem Tortenpapier hat ein besonderes Muster.

Die Mauer, die Barrieren, die Spieße, die Milchglasscheibe, der unnahbare geradezu lächerliche Dalí-König, aber auch der Regenbogen und das Blümchen zeigen mir, wie sehr die Verletzungen, die Sie in der Zeit unserer gemeinsamen therapeutischen Arbeit erlebt und nacherlebt haben, Sie heute noch beschäftigen. Ich wünsche Ihnen, dass Sie in Ihrer jetzigen Therapie den Raum und die Atmosphäre finden, sie nach und nach zu verschmerzen.

Ich denke mit vielen guten Wünschen an Sie und grüße Sie herzlich,
Ihr L.

Ein Brief, der mich freute und zugleich traurig machte, denn er enthielt kein Angebot zu einem versöhnenden Gespräch. Dr. L. hatte mir einmal etwas gegeben, was er mir später wieder wegzureden und damit wegzunehmen trachtete, in dem er es zu zerstören suchte: *Selbstvertrauen*. Denn bevor wir uns selbst vertrauen können, müssen wir erst einem anderen vertrauen. Indem er gebetsmühlenartig lange Zeit wiederholt hatte, dass ich »hier meine Gefühle zulassen, meine Lebendigkeit zeigen dürfe«, vermittelte er mir und half er mir damit, dass meine Gefühle – welcher Art auch immer – willkommen, angebracht, wohlgelitten, also »in Ordnung« seien und dass meine Lebendigkeit als mein Lebensmittelpunkt notwendig, wertvoll, faszinierend sei, in aller Vielfalt, auch in den Fehlfarben, den grauen und schwarzen Tönen. Er hatte auch meine Tränen als Ausdruck meiner Lebendigkeit bezeichnet. Wenn ich voller Traurigkeit war, wies er mich an, meine Kraft zu spüren. Später hatte er diese erwachte Kraft meine Power-Seite genannt, die ihn ängstige, hatte mich abgewehrt und sich an seinen Grenzen festgeklammert wie ein Betrunkener am Laternenpfahl. Sein Urteil über mich, dass ich bedrohlich, unersättlich und nicht erwachsen genug sei, verdeckte für mich eine Zeit lang seine uneingestandene Angst, die unter diesen Vorwürfen lauerte. Die unausgesprochene Botschaft hatte von da an nicht mehr gelautet »ich nehme Anteil an Ihrer Not, ich möchte Ihnen helfen«, sondern »Sie wollen etwas von mir, das ich Ihnen um keinen Preis geben werde; Sie greifen mich an, dagegen schütze ich mich«. Das alles hatte mich in Verwirrung gestürzt, meine Zweifel an mir selbst geschürt, da alles ja nicht klar ausgesprochen wurde, sondern unterschwellig schwelte. In meiner emotionalen Abhängigkeit von Dr. L. hoffte ich also nicht nur bis zum Zeitpunkt des Abbruchs der Therapie, sondern eben auch noch zum Augenblick auf gute Antwort von ihm.

Das nachholende Verstehen geschieht nun für mich mit dieser Arbeit.

Entrinnen wollen aus den Ketten

Christ ist erschienen, um uns zu versühnen ...
Aus einem Weihnachtslied

Briefe oder auch eine Gabe bewirken nicht selten eine Wende im Verhältnis zu dem damit Angesprochenen. Deshalb versuchte ich, meinen Versöhnungswunsch noch einmal dadurch zum Ausdruck zu bringen, dass ich Dr. L. zu Weihnachten 1999 selbst gebackene Plätzchen brachte.

Er dankte mir abermals mit einem handgeschriebenen Brief:

22.12.99

Liebe Frau A.,
das war ja erfreulicher Weise nicht schwer zu erraten, woher das schöne Körbchen kommt, das da vor meiner Tür stand, mit den herrlichen Leckereien darin.

Ich habe mich sehr darüber gefreut und freue mich weiter daran und danke Ihnen herzlich dafür. Gleichzeitig rührt es mich auch, dass Sie wieder so liebevoll an mich gedacht haben.

Für die Weihnachtstage wünsche ich Ihnen, dass Sie sie gut, vielleicht auch ein bisschen schön verbringen mögen. Ich weiß ja, dass Sie viel Schönes in sich tragen.

Und für das Neue Jahr viel Mut und Kraft – beides steckt ja in Ihnen – und gutes Vorankommen auf dem von Ihnen eingeschlagenen Weg.

Ich grüße Sie sehr herzlich,
Ihr L.

Auf Versöhnung zu hoffen, fiel mir immer schwerer. So ein freundliches Dankschreiben! Doch ich las darin zwischen den Zeilen, dass er nicht bereit war, sich auf die Mühseligkeit einer möglichen Verständigung einzulassen. Nie dazu bereit sein würde.

Das Jahr ging zu Ende, ich fühlte mich immer noch völlig erschöpft, aber es tat mir gut, gelegentlich mit Menschen zusammen zu sein, bei denen ich mich geben konnte, wie ich mich selbst erlebte: müde, erschöpft, grau. Manchmal gab es zwischendurch ein kleines Hoffnungs-Hoch. Mein Lesehunger war riesig, ich verstand nun manches, nur mich selber verstand ich immer noch nicht: meine tiefe Verzweiflung, Not, Hilflosigkeit, meine Angst und immer noch diese Sehnsucht.

In der Therapie hatte B. mich gefragt, ob mein Wunsch nach Aussöhnung mein Gefühl der Sinnlosigkeit und meine Beziehungslosigkeit zudecken solle? Ob ich mich an Dr. L. und die Hoffnung klammere, um meine innere Leere zu überdecken? Was ich von einer Aussöhnung erwarte? Mein ehemaliger Therapeut sei so weit weg von mir, da könne Versöhnung, so wie ich sie erwarte, gar nicht stattfinden. Ich könne sicher sein, dass er sich meiner erinnere, wahrscheinlich sogar mit guten Gedanken an mich, das sei ähnlich wie bei Toten, wo auch in der Erinnerung das Gute überwiege. Wenn ich Kuchen oder Plätzchen zu ihm trüge, sei ich in ständiger Erwartungshaltung und könne nie mit der Vergangenheit abschließen, weil ich auf Antwort warte, die, wenn sie denn käme, mich enttäusche. Doch immer noch trug ich ihn wie einen goldenen Erzengel in meiner Seele. All meine Seelenentblößungen hörte B. sich an, gab seine Deutungen oder bewahrte sie auf, um bei gegebenem Anlass darauf zurückzukommen. Dann fragte er mich, ob ich meine Geschichte nicht aufschreiben wolle?

Auf linierten Doppelbögen begann ich. Ich las in meinen Tagebüchern vom Beginn meiner Aufzeichnungen an, schrieb das auf, was mir für das Verstehen meiner Erlebnisse wichtig schien. Das erneute Durcharbeiten von Anfang an betrachtete ich als eine Selbsttherapie. Ich merkte auf einmal, wie sehr ich über Jahre hin meinen Analytiker bedrängt hatte, wie hungrig, gierig, bedürftig und penetrant ich mit meinen Wünschen nach Zuwendung gewesen war, ein Fass ohne Boden. Aber was für ihn wie Begehren ausgesehen hatte, war mein Ausdruck eines viel tieferen frühkindlichen Verlangens. Andererseits wusste ich, dass ich diesem mit Sinnlichkeit gesegneten Mann nach all den Umarmungen auch mit erotischen Wünschen gegenübergesessen hatte.

Einmal hatte er mich gefragt, ob ich je gedacht hätte, dass ich ihn, wenn ich jünger gewesen wäre, hätte heiraten können? Ich wehrte ab: Nein! Eine solche Verbindung wäre für mich undenkbar! Seinen Beruf, den sollte ich aushalten? Seine Aura? Seine Introvertiertheit? Seine Unnahbarkeit? Seine Angst vor Nähe? Und dazu meine Wünsche nach Zuwendung? Das wäre undenkbar für mich.

Ich bemerkte nun beim Lesen und Überdenken, dass der Trost der vertraulichen Berührungen mich beschwichtigt hatte, wie das ähnlich in meiner Ehe geschehen war. Durch die Umarmungen wurde zugedeckt, was aufgedeckt und erkannt sein wollte. Sein Trost machte mich bedürftig und emotional abhängig. Umgekehrt hatte Dr. L. bekannt, als ich ihn wieder einmal mit Fragen und Vorwürfen bedrängt hatte, dass er, nachdem er meinen Wunsch nach einem Kuss zurückgewiesen hatte, nicht souverän gewesen sei, mir immer von Neuem seine Grenzen habe erklären wollen, wie ein wildes Tier gekämpft habe. Jetzt, beim Aufschreiben dieses Textes, fällt mir dazu ein Traum ein, den ich in jener Zeit geträumt habe: Ich war in einer unterirdischen Höhle. Dort waren drei vorgeschichtliche Füchse ausgestellt, deren Fell kalkweiß war. Einer dieser Füchse sprang mir an die Gurgel. Ich hatte schreckliche Angst, dass er mich töten würde. Dreimal rief ich meinen Mann zu Hilfe, weil ich mich des wild gewordenen Tieres nicht erwehren konnte, aber mein Mann half nicht, er war tot. – Nachdem ich seinerzeit einige Gedanken zu den Füchsen ausgesprochen hatte, deutete Dr. L.: »Sie sind Mutter untreu geworden, deshalb springt sie Ihnen an die Gurgel.« Nein! Blitzhaft wird mir heute klar, dass Dr. L. meiner Mutter damit etwas zugeschanzt hat, was ihn betrifft. Ich hatte richtig geträumt: *Er* war mir wie ein wildes Tier – ganz in weiß – an die Gurgel gesprungen! So erkenne ich heute lesend und nachdenkend schrittweise seine Gefangenheit.

Zwischen Furcht und Hoffen

Wenn du leiden musst, sieh zu, dass du bequem leidest.
Louis Begley

Ich hatte B. die fertigen Seiten zum Lesen mitgebracht, hatte auch Sally mein Manuskript gegeben. Beide sagten übereinstimmend, dass von meinem Schmerz in dem Geschriebenen zu wenig zu spüren sei. Das war und ist mir unbegreiflich. B. erklärte darüber hinaus, Dr. L. habe sich immer wieder selbst entwertet; aber die Deutungen, die er unter diesem massiven Druck gegeben habe, seien trotzdem sehr gut. Mir wurde deutlich, dass ein Außenstehender, der nicht diese ganze Geschichte einer Unordnung und spätem Leid umfassend und detailliert kennt, nicht ermessen kann, dass seine Deutungen als einzelne Äußerungen der Form nach oft zwar korrekt, zutreffend, gescheit wirken. Vom Inhalt her aber treffen sie nicht das Herz der Dinge, »bleiben an meiner Fassade hängen«, sind sie ein Taktieren anstelle des Analysierens, mehr ein Meinen als ein Verstehen. Überdies hatte die erotisierte Übertragung verhindert, dass ich meinen Therapeuten in seinen Funktionen als Analytiker nutzen konnte. Das heißt, er hatte mich in der tiefen Regression gelassen, mir nichts *wirklich* erklärt.

Ist eine Deutung gut im Sinne von zutreffend, wenn und weil sie logisch, der Situation angemessen und dem Analytiker aussagekräftig erscheint, die Patientin aber nicht erreicht? Oder ist nicht vielmehr *die* Deutung notwendig und richtig, die ich als Patientin annehmen kann?

Wiederum hatte ich Angst und wünschte mir gleichzeitig, verrückt zu werden. Sally meinte: »In einer Klinik helfen sie dir auch nicht; du kannst dir nur selber helfen.« B. meinte, ich müsse diese Verwirrtheit eine Weile aushalten. In jenen Wochen reifte in mir der Plan, mich an die Standesorganisation meines ehemaligen Analytikers zu wenden. Ich besprach meine Überlegung mehrmals mit B., bemühte mich klar darzustellen, worum es mir ging. Ich hatte nicht vergessen, dass Dr. L. mir Sphären erschlossen hatte, die mir sonst niemals zugänglich geworden wären. Seine Zuneigung hatte mir Gaben dargebracht, die mehr einer Erleuchtung als einer erotischen Erfüllung oder einem sinnlichen Genuss glichen. Das aber war nur möglich gewesen, weil es Liebe – er nannte es Zuneigung und Gegenliebe – zwischen uns gegeben hatte, aber eben keine Liebesbeziehung. Nun aber wollte ich mich endlich aus dieser Übertragungshörigkeit herauslösen, indem ich die mich lähmende Verflechtung entschleierte. Aus meinem Wunsch nach Transparenz heraus wollte ich, dass er begreife. Einmal hatte ich ihm versprochen, nie an seine Standesorganisation zu schreiben. Jetzt wollte ich es, hin und her gerissen zwischen Furcht und Hoffen, tun. Würde ich meinen Treuebruch jemals verwinden?

In dem Buch *Sackgassen* von Rosenfeld hatte ich gelesen: »Entscheidend ist, dass der Analytiker einen großen Fehler, den er beim Agieren begangen hat, auch wieder behebt. Zu diesem Zweck muss er fähig sein, sich den tiefer liegenden Gründen für das, was zwischen ihm und dem Patienten vorgefallen ist, ohne einen zu starken Groll zu stellen, sonst kann er nämlich dem Patienten nicht unbefangen darstellen, was zwischen ihnen beiden vorgegangen ist« (S. 291).

Meine Gedanken und Vorstellungen waren folgende: Ich wollte die Wahrheit dessen, was in meiner Therapie geschehen war, erforschen. Es hatte lange Zeit zwischen uns das Gefühl sicherer und doch ferner Nähe gegeben, wir waren einander auf einer tiefen, versöhnenden Ebene nahe gewesen. Daraus war dann bei mir, bei und nach seinen Berührungen, das Empfinden unsicherer, aufgeregter Nähe und unangemessener Vertraulichkeit entstanden. Damit hatte der Therapeut mir Schaden zugefügt, der kaum wieder gutzumachen war. Durch diese Art der Therapie war etwas in Unordnung gebracht worden, das durch klärende Gespräche in Ansätzen wieder in Ordnung gebracht werden könnte, meinte ich. Es ging mir um Klärung und Begründung, um Erkenntnis und Gerechtigkeit in der Beurteilung der Sachlage, danach aber vor allem um Aussöhnung. »Wollen Sie in Ihrem Mauseloch bleiben?« hatte mich der Therapeut einstmals gefragt. Nein, das wollte ich nun nicht mehr! Mir ging es um die Erforschung der Wahrheit dessen, was geschehen war.

Welten stürzen ein

Und setzet ihr nicht das Leben ein,
nie wird euch das Leben gewonnen sein.
Friedrich Schiller

Wie viele Chancen hat ein Einzelner gegen die Macht einer Standesorganisation? Ich richtete meinen Brief an die Fachgesellschaft, belastet mit dem Wissen, dass ich mein früheres Versprechen nicht halte. Ich schrieb, dass ich am 18. Januar 1999 eine zehneinhalb Jahre währende analytische Einzeltherapie abgebrochen hätte und nun endlich dank einer Folgetherapie so weit stabilisiert sei, dass ich über meine abgebrochene Therapie reden könne und wolle. Und ich bat, mir eine Adresse zu nennen, an die ich mich getrost wenden dürfe.

Die Antwort kam vom Vorsitzenden der Gesellschaft N. Er schrieb, dass es in der Gesellschaft ein Vertrauensanalytiker-Gremium gäbe, an dessen Vorsitzenden ich mich vertrauensvoll wenden könne. Und er nannte den Namen: die Adresse von Dr. L.

Ich war wie vom Donner gerührt. Er war also der oberste Hüter der ethischen Regeln seiner Fachgesellschaft. Wäre er doch ein einfacher Dorfanalytiker gewesen! Ich dachte daran, dass Dr. L. mich mehrmals während meiner Therapie ermuntert hatte: »Holen Sie mich von meinem Sockel herunter.« Und ich hatte geantwortet: »Das tut doch weh, nicht nur Ihnen, sondern auch mir!« Jetzt war es so weit!

Ein wenig glanzvolles Nachspiel begann, indem ich an den Vorsitzenden der Gesellschaft in dem Gedanken und der Hoffnung schrieb, dass meine mit großer Beunruhigung und aus Verzweiflung gestellten Fragen besprochen und beantwortet werden würden. Später erlebte ich und beschreibe es im Folgenden, dass meine Fragen von jener Standesorganisation und deren Ethikkommission weder aufgegriffen noch zu lösen versucht wurden; durch Hin- und Herschieben sollten sie zum Einschlafen gebracht werden. Meinen ersten handschriftlichen Bericht über das Misslingen meiner Analyse, den ich anlässlich eines Gesprächs der früheren Leiterin der Ethikkommission O. anvertraut hatte, war später an den

Vorsitzenden der Gesellschaft N. weitergereicht worden. Der hatte mir am 5. Dezember 2000 schriftlich bestätigt, meine 150 Seiten gelesen zu haben. Die Rücksendung, um die ich drei Mal gebeten hatte, erfolgte nicht. Statt dessen schrieb mir schließlich die Sekretärin des mittlerweile ehemaligen Vorsitzenden N., sie habe sich »neben sehr viel anderen Tätigkeiten auf die Suche nach Ihrem erbetenen Bericht begeben. Ich konnte auch erst nach einer Weile meine Vorgängerin um Hilfe bitten. Leider waren unsere gemeinsamen Bemühungen nicht erfolgreich. Ihr Bericht (vom Dezember 2000!) ist weder im Sekretariat noch bei Herrn N. aufzufinden. Es tut mir leid, dass ich Ihnen keinen positiven Bescheid geben kann …«

Sieben Wochen später schrieb mir der jetzige Vorsitzende der Fachgesellschaft T. auf meine Beanstandung hin: »Hier schicke ich Ihnen Ihren Bericht, den Sie seinerzeit Frau O. zugeleitet haben. Er befand sich in der entsprechenden Akte der … Geschäftsstelle. Zu dieser Akte hat prinzipiell kein Unbefugter Zugang. Ich hoffe, Ihnen mit dieser Aufklärung gedient zu haben.«

In gewisser Weise verhielt sich diese Fachgesellschaft wie ein Familienclan: Nach außen hin demonstrierte man Einigkeit. Den Mitgefühlverlust und die Indifferenz dieser Elite finde ich erschreckend.

Meine wesentlich spätere Einladung an Dr. L., doch an diesem vorliegenden Buch mitzuwirken, wie ich es im Kapitel »Anrede« aufzeige, hatte er unter anderem damit abgelehnt, dass es in seiner Fachgesellschaft eine wissenschaftliche Untersuchung anhand meines ersten, handschriftlichen Berichts, unter dem Aspekt nicht hilfreichen oder fehlerhaften Umgangs mit Regression und Übertragungsbeziehung gegeben habe. Diese wissenschaftliche Untersuchung entpuppte sich auf mehrmaliges Nachfragen hin als nicht stattgehabt.

Durch diese Nichtaufklärung wurde für mich das Ansehen der Standesorganisation infrage gestellt. Ich hatte gehofft, dass mein ehemaliger Therapeut durch diese Konfrontation zum Sprechen gebracht werden und zur Erhellung der Situation beitragen könne. Ich kannte seine begreifliche Selbstschutzmentalität; nur unter starkem Druck gab er Fehler zu, die er gemacht hatte, und das fast immer, ohne ein Bedauern zu äußern oder mich dieses wenigstens spüren zu lassen. Das hatte bei mir nie wirkliche

Entlastung geschafft, eher hatte es verstärkend auf meine latente Verdächtigungsbereitschaft gewirkt. Nach vielem Lesen meine ich: Verstöße gegen die Grundgebote der Psychoanalyse verletzen die Glaubwürdigkeit des Analytikers. Die Höherstellung der Bedürfnisse des Analytikers über das Anliegen der Patienten ist mit dem Anspruch der Psychoanalyse nicht vereinbar.

In meinem Brief an den Vorsitzenden N. der Gesellschaft beschrieb ich die wichtigsten Gegebenheiten, die zum Scheitern meiner Therapie geführt hatten, die sadistisch-masochistische Kollusion, in der Dr. L. seinen neutralen analytischen Standpunkt vollständig verloren hatte. Ich schilderte, wie ich mich in den letzten Jahren meiner Therapie für unseren verbalen und emotionalen Krieg verantwortlich gefühlt hatte, vor allem auch, weil ich dessen immer von Neuem beschuldigt wurde, indem der Therapeut von meiner Schuld und seinen Mängeln gesprochen habe.

Ich berichtete weiter, dass ich in der Folgetherapie bei B. nun dahingehend unterstützt und bestärkt würde, diesen katastrophalen Therapieverlauf bei Dr. L. nicht als mein Verschulden aufzufassen, sondern die Fehler, die tatsächlich gemacht wurden, dem Analytiker anzulasten. Ich hätte die Verstöße und Missgriffe zwar als dessen Fehler wahrgenommen, sie aber trotzdem, gefangen in einem alten Muster und darin bestärkt durch die ständigen Vorhaltungen, als mein Verschulden empfunden.

Ich berichtete, dass Dr. L. seine Neutralität mir gegenüber völlig verloren hätte. Lange Zeit habe er immer wieder seine Zuneigung zu mir betont: dass er mich mag, gernhat, schön findet, und er habe seine Gegenliebe zum Ausdruck gebracht. Später dann habe er gesagt, er habe Tomaten auf den Augen gehabt und die ganze Zeit nur »die kleine Margret« gesehen, meine Zuneigung zu ihm *zwei Jahre lang* vor sich selbst verleugnet. Von da an waren es die zunehmend schlimmen Vorwürfe, seine negativen und aggressiven Gefühle, mit denen er mich belastete, so, wie er mich zuvor an seinen positiven Gefühlen hatte teilhaben lassen.

Dann kritisierte ich, dass er auf meine Fragen, Verletztheiten, Vorwürfe eingeräumt habe, bei der »Körpertherapie«, die – auf seine Initiative hin – aus Anfassen, Umarmen, Zärtlichkeiten bestanden hatte, »noch nicht firm« gewesen zu sein, und dass nach und nach immer neue Eingeständnisse seiner vielen Fehler gekommen seien, die er im Umgang mit mir gemacht hatte.

Weiter führte ich aus, dass ich jahrelang in Verzweiflung, großer seelischer Not, Schmerz gelebt hatte, und lange Zeit akut suizidal gewesen sei. Ich benannte seinen Vorwurf, dass ich ihn damit hätte erpressen wollen, seinen Ruf ruinieren, ihn um seine Existenz bringen; so hätte er mich immer wieder zurückgewiesen, abgewehrt, schlecht gemacht. Doch ich hätte ihn nicht loslassen können, hätte mich an ihn geklammert, je mehr er mich zurückstieß. Erst als ich fast zerstört war, sei ich endlich in der Lage gewesen, die Therapie abzubrechen.

Und ich bat, mir einen anderen Weg aufzuzeigen.

Sallys Kommentar, nachdem sie das Konzept meines Briefes gelesen hatte, lautete: »Du hast dich freiwillig über einen Vulkan gestellt.«

Eine Antwort ließ nicht lange auf sich warten: Mir wurde empfohlen, mich an Frau Dr. O. in … zu wenden, die frühere langjährige Leiterin und zudem Initiatorin des Gremiums der Vertrauensanalytiker. Der Vorsitzende der Fachgesellschaft hatte der genannten Analytikerin meinen langen Brief als Kopie zugeschickt und geschrieben, er hoffe, ich sei damit einverstanden. Frau Dr. O. sei absolut vertrauenswürdig und würde meine Mitteilungen für sich behalten. Dann: Sie habe vorgeschlagen, sich mit Herrn L. in Verbindung zu setzen, um ihm die Anschuldigungen vorzutragen.

Wie konnte mein Brief in Kopie ohne mein Einverständnis weitergeschickt werden? Und ohne meine Zustimmung sollte mit Dr. L. über meinen Brief gesprochen werden? Für mich stürzten Welten ein – und ich stürzte und brach mir die rechte Hand. Da ich alle Briefe zu dieser Zeit noch mit der Hand schrieb, konnte ich erst zwei Wochen später antwortend schreiben. Ich erwiderte, dass aus den bisherigen Briefen für mich ersichtlich geworden sei, dass Frau Dr. O.s Fürsorglichkeit wohl eher Herrn Dr. L. als mir gelte und dass ich sie aus diesem Grunde für befangen hielte. Daraufhin wurde ich dahingehend belehrt, dass ich Frau O. damit Unrecht täte. Ich bat, das für solche Angelegenheiten vorgesehene Gremium mit der Information und der sich daraus ergebenden Befragung zu betrauen. Aber die Rückantwort besagte nur, dass ich mich an Frau Dr. O. wenden solle. Sie sei gern bereit, mit mir zu sprechen.

Puzzleteile

> Um zu meinem wahren Selbst vorzustoßen, muss ich die Märtyrerin in mir in eine Heldin verwandeln.
>
> *Ursula Wirtz*

Nach einer telefonischen Absprache war ich mit dem ICE nach … gefahren, um Frau Dr. O. zu treffen. Ich begegnete einer alten Dame, ein wenig älter als ich selbst; sie erschien mir seltsam weltfremd. Oder besser: entfernt vom Alltag, wie erloschen. Im Gespräch fragte ich sie, ob sie eigene Missbrauchserfahrungen habe, sie nannte Lappalien, die sie auch als solche bezeichnete. Außerdem wollte ich wissen, wie viele Patienten während ihrer Zeit in der Ethikkommission, das waren mehr als fünf Jahre, sich über ihren Analytiker beklagt hätten, und ich bekam zur Antwort: »Aber die Patientinnen lieben doch ihren Therapeuten, da zeigen sie ihn doch nicht an.« Ich fragte weiter nach den Richtlinien der Ethikkommission, die ich von ihr erbat, und bekam zur Antwort, dass es die für ihre Gesellschaft speziell nicht gäbe. Dieserhalb möge ich mich bitte an die Dachorganisation wenden und sie mir von dort zuschicken lassen.

Sie meinte, dass ich ja immer noch nicht von Dr. L. Abschied genommen hätte, dabei gäbe es nur ein *Nie-Wieder*. Und sie hatte wissen wollen, ob ich meinen Therapeuten bei der ersten Berührung wohl zurückgewiesen hätte, wenn ich nicht in der tiefen Regression gewesen wäre? Nein, hatte ich geantwortet, ich liebe Nähe und Berührung, und das hat er auch gewusst.

Frau O. hatte dann auf mein Fragen hin geschildert, wie sie seiner Zeit Herrn Dr. L. gebeten hatte, in dem Gremium mitzuarbeiten, hatte seine Initiative und seinen Beitrag dort lobend erwähnt, ihre Wertschätzung seiner Person und seiner Leistung mit dem Vorschlag an die Mitgliederversammlung honoriert, ihn bei der nächsten Wahl zum Vorsitzenden des Vertrauensanalytiker-Gremiums zu wählen. Sie verabschiedete mich mit den Worten, dass an einem gemeinsamen Gespräch im Gremium der Vertrauensanalytiker mein jetziger Therapeut B. wegen dessen Neutralität nicht teilnehmen dürfe und dass mein Wunsch nach Aussöhnung mit Herrn Dr. L. in Erfüllung gehen möge.

Nach dieser Unterredung, die mich aufgewühlt hatte, fuhr ich ins nahe gelegene … um mir anzuschauen, wo mein früherer Therapeut im elterlichen Haus gewohnt hatte und aufgewachsen war. Ich fand das Haus, vor dem ich kurz seine Mutter sah, es hatte etwas sehr Anheimelndes für mich; ich sah seine aus Backsteinen erbaute Grundschule, zu der er nur die Straße hatte entlanggehen müssen, die Kirche, in der er als Jugendlicher eine viertel Organisten-Stelle gehabt hatte (diese Vorstellung stellte sich später als mein Irrtum heraus, es war ein anderes Gotteshaus gewesen). Es war ein friedvolles Erleben an diesem Julitag, ein Zurücktauchen in unsere freundschaftliche Beziehung, als er mir viel von sich erzählt hatte, ein Suchen nach geborgter Geborgenheit im Anschluss an das aufregende Gespräch mit Frau Dr. O. Der kleine Junge war mir gegenwärtig, den ich in so vielen anderen kleinen Buben gesehen hatte, der mir als anderes »inneres Kind« zugewachsen, ins Herz gelegt war, als Abc-Schütze, als junger Organist, als aufgeweckter Sprössling.

Zorniger Mut

> Wir alle erleben eigenes Scheitern, sofern wir uns an Ansprüchen messen; entscheidend ist, was wir aus ihm machen, mit welcher Redlichkeit und Intelligenz wir es darstellen.
>
> *Niklaus Roth*

Diese Aussprache, die mich aufgebracht und verunsichert hatte, hatte mein Bedürfnis zur Folge, die Dinge noch einmal beim Namen zu nennen, um sicher sein zu können, das Gehörte auch richtig verstanden zu haben. War Frau O. bereit gewesen, sich angesichts meiner Anschuldigungen wirklich auf mich einzulassen? Ich hatte bei ihrem kritischen Fragen und Antworten wenig Mitgefühl und keine Sympathie verspürt. Es war ihr therapeutisches Reden und Vorgehen, das mich von der Ebene der erwachsenen Beschwerdeführerin zeitweilig wieder zu meinem tiefen Schmerz und zu meiner Verzweiflung geführt hatte. Deshalb schrieb ich ihr, schilderte meine Eindrücke und Erinnerungen. Noch einmal bat ich darum, meine Angelegenheit im Gremium der Vertrauensanalytiker anhand meines ihr übergebenen handschriftlichen Berichts zu beraten, und ich bestand auf einer gemeinsamen Aussprache mit Herrn Dr. L.

Wie zuverlässig sind die Vorschriften einer Ethikkommission? Wer schützt Patienten vor treulosen Analytikern? Wer kontrolliert sie? Frau Dr. O. stellte in ihrem Brief vom 18. Juli 2000 richtig, was sie alles *nicht* oder *nicht so* gesagt hatte und versprach, dass mein Bericht und die Stellungnahme von Dr. L. dazu im November 2000 im Gremium besprochen würden. Sie fragte, ob ich an einer persönlichen Begegnung mit Herrn Dr. L. im Beisein von Mitgliedern des Gremiums interessiert sei.

Ich antwortete, dass gerade ein Brief von Dr. L. an mich gekommen sei, in dem er mitteile, dass er zu gemeinsamen Gesprächen gern bereit sei. Ich sei es auch.

In seinem an mich gerichteten Brief ließ mein ehemaliger Therapeut wissen, dass es ihm zutiefst leidtäte, wenn es durch die therapeutische Arbeit mit B. noch nicht zu einer Milderung meines Schmerzes über das, was ich mit ihm, Dr. L., erlebt hätte, gekommen sei. Er habe sich in den letzten Wochen viele Gedanken über unsere gemeinsame Arbeit gemacht, und ihm sei aus der zeitlichen Distanz einiges klarer geworden über die möglichen Gründe, die zu der Verständigungsschwierigkeit zwischen uns geführt hätten. Er bot mir ein Gespräch an, teilte aber im nächsten Satz mit, dass er volles Verständnis habe, wenn ich dieses Angebot nicht annehmen möchte. Er grüßte mich herzlich mit vielen guten Wünschen.

Freundinnen, die meine Geschichte kennen, und denen ich den Brief zeigte, empfanden diese Zeilen als wohlwollend, herzlich, offen, mir zugewandt. Ich verstand sie nicht, denn dieses Schreiben empörte mich zutiefst! Erst als ich mit B. gesprochen hatte, konnte ich erkennen, warum ich so zornig war, auch auf die nicht verstehenden Freundinnen. Dieser Brief hatte ein »Flashback« bei mir bewirkt, ein blitzhaftes Wiederauftauchen der früher jahrelang erlittenen Andeutungen, Ungenauigkeiten und Doppeldeutigkeiten, die mich gequält und zur Verzweiflung gebracht hatten, weil ich so oft nicht gewusst hatte, woran ich war. Befrachtet mit meinen überkommenen Gefühlen war all die alte Qual von Neuem in Brand geraten.

»Es gibt wohl keine schlimmere Form von Missbrauch als einen vertrauensvollen Klienten in eine negative symbiotische Beziehung hineinzulavieren, aus der er nie wieder entfliehen kann«, schreibt Edward Muller in seinem Beitrag zu dem Buch *Verführung in Kindheit und Psychotherapie*. Seit eineinhalb Jahren war ich keine Patientin mehr bei Dr. L., aber seine Zeilen waren nur aus therapeutischem Denken heraus geschrieben, mit dem der Therapeut sich selbst schützt! Dass mein Schmerz trotz Therapie bei B. zu wenig oder gar nicht gelindert sei, tat Dr. L. leid und machte ihn betroffen; aber mit keinem Wort brachte er zum Ausdruck, dass er mir diesen Schmerz unnötigerweise zugefügt hatte, und dass *dieses* ihm leidtäte. Ihm sei einiges aus der zeitlichen Distanz klarer geworden, was zu der Verständigungsschwierigkeit zwischen uns geführt hätte. Aber er verriet nicht, was er damit meinte! Wieder einmal hatte er sich in Andeutungen gefallen, hatte aber seine Gedankengänge für sich behalten. Erneut hatte ich vergebens auf Eindeutigkeit gehofft! Er lud mich zum Gespräch ein und hatte gleichzeitig volles Verständnis dafür, falls ich dieses Angebot nicht annehmen möchte! Eine doppelte Botschaft! Solche hatten mich auch früher schon fast verrückt gemacht. Heute frage ich mich, ob dies ein Ausdruck seiner Unsicherheit war, aus der heraus er den Schmerz meiner denkbaren Zurückweisung abpuffern wollte.

In diesem Brief zeigte Dr. L. vor, dass er viel wusste und verstand, mich aber daran nicht teilhaben lassen wollte! So tief wollte er sich wohl nicht herablassen, dass er seiner unbotmäßigen Patientin geschrieben hätte, was wirklich zwischen uns schiefgelaufen war. Wiederum keine klare, eindeutige Aussage! Vieles blieb in der Schwebe. Mein Zorn über dieses Sich-Verstecken wurde in meinem Antwortbrief deutlich erkennbar.

Integrität stellt man nicht dadurch her, dass man die Wahrheit perfekt verschleiert.

Schlage die Trommel und fürchte dich nicht

> Beim Aussprechen des Unerhörten muss man zu weit gehen, damit die, die es hören, wenigstens ein Minimum davon behalten können.
>
> *André Green*

Es hatte mich betört und verwirrt, dass ich als alte Frau überhaupt noch auf inneres Entgegenkommen bei einem so viel jüngeren Therapeuten gestoßen war, auf eine Berührung der Sphären, zu denen natürlich auch die Erotik gehört. Nun also sollte ich in einem Gespräch mit Dr. L., als dem Vorsitzenden, und den vier Analytikerinnen des Gremiums der Vertrauensanalytiker dartun, wessen ich meinen ehemaligen Therapeuten beschuldigte. Eine Termin- und Ortsvereinbarung würde im September 2000 stattfinden. Inzwischen war mir aber deutlich geworden, dass ich einer verschleiernden oder auch beschönigenden Beredsamkeit der Mitglieder der Ethikkommission allein nicht gewachsen sein würde. Frau Dr. O. hatte ja ausgeschlossen, dass mein jetziger Therapeut an dieser geplanten Besprechung teilnehmen dürfe. Niemand legte ein wohlwollendes Wort für mich ein. Möglicherweise würde ich in eine hoffnungslose Defensive geraten, die für mich hätte lebensbedrohlich werden können. Auf diese Weise könnte für mich nichts geklärt werden. In meinem tiefen Schmerz wollte ich mich dem nicht aussetzen.

Meine Bedenken teilte ich Frau Dr. O. mit: »Sie kennen Herrn Dr. L. lange und gut; Sie haben ihn seinerzeit gebeten, im Gremium der Vertrauensanalytiker mitzuarbeiten. Später haben Sie ihn den Mitgliedern als Ihren Nachfolger für die Leitung des Gremiums empfohlen. Durch die gemeinsame Arbeit sind Sie beide zusammengewachsen. Sie sprachen anerkennend von seiner Leistung und Mitarbeit und ich konnte in unserem Gespräch Ihre Wertschätzung seiner Beiträge für die Aufgaben des Gremiums spüren. Nun sollen Sie gegen Herrn Dr. L. ermitteln, der Ihnen vertraut und darüber hinaus als Leiter des Gremiums privilegiert ist. Meine schwerwiegenden Vorwürfe sollen gewürdigt und beurteilt werden. Wie können denn Ihre Untersuchungen in diesem Konfliktfall unbefangen und neutral sein?«

Ich bat sie deshalb, diese Aufgabe an den Vorsitzenden des Vereins zurückzugeben, damit ein anderer Weg gefunden werden könne für ein klärendes, entspannendes Gespräch, damit Versöhnung möglich werde. Ich bat sie darüber hinaus, meinen handschriftlichen Bericht entsprechend weiterzuleiten.

Gleichzeitig gab ich dem Vorsitzenden der Fachgesellschaft N. Nachricht in der Annahme, dass er einen neutralen Beobachter der Angelegenheit benennen würde.

Mittlerweile war es September geworden. Ich hatte weiter viel gelesen und fragte mich oft, wozu ich diese Abhängigkeit von Dr. L. immer noch brauchte? Wieso war ich mein eigener Gefängniswärter? Welchen Profit hatte ich von meiner Unfreiheit? Endlich brauchte ich den Analytiker doch nicht mehr für meinen Alltag. Was meinte meine übergroße Sehnsucht nach ihm, die Wege suchte ihn zu treffen – im realen und im übertragenen Sinn? Er hatte mich gelehrt analytisch zu denken, zu beobachten, Schlüsse abzuleiten und zu ziehen, wach und aufmerksam zu sein, nicht nur auf Worte zu achten – und so vieles mehr. Ich vermisste ihn, weil er ein so guter Lehrer gewesen war; aber das war nur die eine Seite der Medaille. Er hatte mich etwas nachholen lassen, was mir zur dafür angemessenen Zeit verwehrt war, aber dieses Nachholen hatte ich nicht vollenden dürfen, weil ich zur Bedrohung geworden, ihm gar über den Kopf gewachsen war?

Er hatte begonnen, meinen Geist zu befreien; wir erlebten gemeinsam ein Abenteuer, in dem ich sein Säugling war und sein Kind. Er war mir Mutter und Vater und auch mein brüderlicher Freund. Das alles war er und noch mehr: Er war mein Arzt, mein Lehrer und lange Jahre mein geduldiger, beständiger Helfer.

Mir war, als wäre an jenem Oktobertag 1994 eine Kapsel in mir gesprengt worden, die mein ganz frühes Chaos fest in sich verschlossen gehütet hatte. Mit der Berührung unserer Hände zersprang dieser Schutz und setzte das Chaos frei. Trotz aller Bedrängnis gehört jener Augenblick mit zum Kostbarsten, was mir im Leben geschenkt wurde. Einen Moment lang hatte meine Binnenwelt Feuer gefangen, sie loderte und leuchtete prächtig und auch alarmierend in mir. Dieser Augenblick wird für mich immerdar gesegnet sein und ist doch eine Wunde, die nicht heilen will. Um das eigene Erleben verarbeiten zu können und nutzbar zu machen, hatte ich nun schon eine Menge sortiert, geordnet, etikettiert. Was noch könnte Dr. L. heilen? Was brauchte ich so unabdinglich von ihm? Ich gäbe so viel darum, wenn ich ihn vergessen, ihn zu einer Erinnerung verblassen lassen und endlich leben könnte. Denn immer noch fand mein Leben wie nebenbei statt. Meine Zeit war ausgefüllt mit Gedanken an diesen Mann. Ich führte innere Dialoge mit ihm, bezog, was immer ich tat, las, was mir begegnete, auf ihn. Ich wendete wieder und wieder alles mit ihm Erlebte um und um, verband das Gewesene mit dem, was ich nun bei Anna Freud las:

»Ähnlich wäre es mit einer Technik, die die Übertragung in extremem Maß zu benutzen versuchte. Es ist keine Frage, dass die Patienten im Zustand gesteigerter Übertragung, den ein solcher technischer Versuch begünstigen würde, reichliches Material aus den tiefsten Schichten des Es produzieren. Aber sie überschreiten damit ihre analytische Situation. Ihr Ich bleibt nicht außerhalb, ermäßigt, geschwächt, objektiv, als Beobachter, der außer Tätigkeit gesetzt ist. Es wird ergriffen, überschwemmt und zum Handeln mitgerissen. Wenn es sich auch, vom Wiederholungszwang überwältigt, ganz als infantiles Ich benimmt, so ändert das doch nichts daran, dass es agiert, statt zu analysieren. Das heißt aber, dass eine solche Technik nach anfänglichen großen Hoffnungen auf Vertiefung unserer Kenntnis des Patienten am Ende alle therapeutischen Enttäuschungen mit sich bringen kann, die wir unseren theoretischen Vorstellungen nach vom Agieren in der Übertragung zu erwarten haben« (*Das Ich und die Abwehrmechanismen*, S. 34f.).

Von Einfalt übermannt

> Der Therapeut mag sich aus allem herausziehen wollen, verleugnend, dass er es war, der den Patienten durch die Situation zu den Übertragungen auch »verführte«.
>
> *Gisela Worm*

Als zentraler Wendepunkt in meiner Analyse kristallisierte sich für mich in meinen jetzt angestellten Überlegungen mein Wunsch nach diesem Kuss heraus. Seinerzeit war es geradezu zwingend für mich gewesen, meinen Therapeuten darum zu bitten, das erscheint mir heute außergewöhnlich, aber damals war es notwendig und passend. Ich hatte mir natürlich auch Gedanken gemacht, was mit mir sein würde, wenn er mich mit meinen Wunsch zurückwiese, und hatte gehofft, dass ich das überleben würde und verarbeiten könnte. Dass ich auf eine so tief greifende Störung, ja, geradezu tiefstes Entsetzen bei äußerlich gewahrter Haltung meines Analytikers stoßen würde, hatte ich nicht geahnt. Zum besseren Verständnis beschreibe ich das Geschehen aus meiner heutigen Sicht noch einmal ausführlich:

Am 18. Juli 1996 hatte ich einen Traum erzählt:

Dr. L. und ich sind in einem Lokal verabredet. Als ich in die Gaststube trete, sehe ich ihn an einem Tisch sitzen und mit brennenden, sehnsüchtigen Augen auf mich warten. Zwischen ihm und mir wälzt sich eine hysterisch gestikulierende Frau auf dem Boden. Sie lässt keinen an sich heran. Sie hat sich beschmutzt. Unter ihr ist ein großes weißes Tuch ausgebreitet, damit der Teppich nicht besudelt wird. Zwei Männer bemühen sich um die Frau, die niemand abholen wird (?). Ein Reporter schreibt einen »lebensechten« Artikel für die Zeitung. Dr. L. deutet auf die Frau – sie liegt und schreit zwischen uns. Wir können nicht zueinander kommen, aber ich kann auch das Lokal nicht verlassen, weil ich ja zu ihm gehen und mit ihm beisammen sein will. Auch Dr. L. kommt nicht an der Frau vorbei zu mir. Es gibt keine Lösung.

Meine damaligen Gedanken dazu, die ich in Worte gekleidet aussprach: Ich liebe Dr. L., der mich auch liebt, mich erwartet. Aber die

Patientin Margret »steht« bzw. liegt und schreit zwischen uns. Das ist das Hindernis, das diese Liebe unmöglich macht. »Nein«, sagte der Analytiker daraufhin, »das ist Mutter. Nur Mutter steht zwischen uns!« (Eine falsche Deutung, die zunächst entlastend, ja geradezu befreiend wirkte, sich dann aber als Bumerang erwies. Denn die Chance, das wirkliche, darunter liegende Problem zu bearbeiten, war damit vertan. Ich war auf die falsche Fährte geraten – und kein Hinweis auf seine Grenzen.)

Mutter? Seine? Oder doch eher seine Frau? Aber das habe ich nicht ausgesprochen, denn meine Gedanken wanderten zu meiner Mutter. Sie hatte mich in den ersten drei Jahren meiner Ehe alle vier Wochen »liebevoll« besorgt angerufen: »Hast Du auch Deine Periode?« – Kein Kind! Dass ich bloß kein Kind bekäme, das ihr, meiner armen Mutter, die Tochter wegnehmen, entfremden könnte. Hatte ich doch den Auftrag meines Vaters, für sie zu sorgen! Jetzt, während dieses Besprechens des Traums, lag sie zwar im Grab, sie war aber trotzdem immer noch in mir lebendig. Lockte mich dieser Brandstifter im ehrbaren Gewand des Therapeuten, Mutters Verbot zu missachten, es zu verwerfen, meinem Traum zu glauben, dass nur das Gespenst meiner toten, allgewaltigen Mutter zwischen uns, zwischen mir und meiner Liebe zu ihm stünde? Sollte, durfte, musste ich endlich nicht mehr von ihr, ihrem Verbot oder ihrer Erlaubnis abhängig sein? Würde er fortan der Hüter meiner Seele sein (bis ich das einst selber sein würde)? Ja – welche Erleichterung! –, der anstelle meiner Mutter erwählte Wächter würde wissen, was gut für mich ist. Nichts mehr stand zwischen uns, denn »Mutters Verbot« war Vergangenheit. Und weiter hoffte ich, Dr. L. würde meines Vaters Bann, ich solle für meine Mutter sorgen und sie schützen, aufheben. Denn dass ich nicht für meinen Analytiker leben, für ihn sorgen, ihn schützen müsste, wie ich das so lange Jahre auch für meinen Ehemann getan hatte, das wusste ich. Ich wollte frei sein und ein für allemal von ihm die Erlaubnis bekommen, nur für mich leben zu dürfen. Endlich glaubte ich, war sicher, dass meine vielgestaltige Liebe da sein dürfe.

Da gab es das Verlangen des Säuglings in mir nach der Milch spendenden Brust – der Stimme des Therapeuten –, die Liebe der »kleinen Margret« zum Papa und die Bitte: »Darf ich dir endlich einmal ganz nahe sein? Schickst du mich nicht gleich wieder weg, wenn ich deine Nähe suche und brauche? Darf ich dir zeigen, wie lieb ich dich habe? Ich möchte spüren – indem du mich dir nahe sein lässt –, dass du mich auch lieb hast. Aber um ganz sicher zu sein: zeig es mir doch bitte!« Überdies gab es die Liebe der eruptiven, von Neuem erwachten, leidenschaftlichen Frau, die seit Monaten um die emotionale Aufmerksamkeit ihres Analytikers warb, um seine Zuneigung, seine Liebe. Als wäre er der erste Preis in einer Liebeslotterie, hatte er mir »erlaubt«, ihn lieb zu haben. Ich, die alternde Frau, hatte ihn, den für mich jungen Therapeuten, einst demütig gefragt: »Und ich darf Sie wirklich lieb haben?« Drauf hatte er, sich erbarmend, geantwortet: »Aber das wissen Sie doch, Frau A.«

Heute erkenne ich, in welch tiefer Regression ich für lange Zeit war, ohne dass mir in dieser Phase der Anteil an der analytischen Arbeit mit meiner Erwachsenen-Seite klar gewesen wäre. Gab es den überhaupt? Er hatte mir die Anregung gegeben: »erlauben Sie sich Ihre Sehnsucht«, nachdem er mir beschrieben hatte, wie sehr *er* sich (in einem Workshop) gesehnt hatte, wie diese Sehnsucht ihn hingeführt hatte zu der verlorenen Liebe seines Vaters, und er meinte, sich vorstellen zu können, wie meine Sehnsucht nach ihm beschaffen war.

Was ich jetzt einigermaßen genau erklären und beschreiben kann, war damals ein diffuses Gefühl und doch auch wiederum ein sicheres Gespür dafür, dass ich eine unanfechtbare Bestätigung von meinem Analytiker brauchte, dass es meine festhaltende tote Mutter, den mich an sich bindenden toten Ehemann nicht mehr gab, dass ich frei sein durfte für mich, ohne damit jemanden zu verlassen, im Stich zu lassen, zu kränken, dem Tod preiszugeben. Denn eine Patientin darf einen Therapeuten verlassen, nachdem er eine Zeit lang als Zwischenwirt fungiert hat. Mit dem Wunsch nach einem Kuss bat ich ihn gleichzeitig um seinen Segen für mein eigenes Leben. Wenn die Atmosphäre zwischen uns durch die vielen Umarmungen, das viele Geschwätz von Liebe und Gegenliebe, Zuneigung und Gernhaben nicht so aufgeladen gewesen wäre, hätte mein innerer Wächter gewiss einen anderen Weg gefunden, weniger spektakulär, gesellschaftsfähiger, angepasster, einer »höheren Tochter« angemessener. Einfältig bat ich Ermutigte, endlich mutig Gewordene, ihn um einen Kuss.

Schwer und hart von ihrer Last sind die Gedanken

Deine Stimme, die mich umarmt hat,
es ist viele Tage her,
ich habe jeden Tag
ein kleines Stück von ihr gegessen,
ich habe viele Tage
von ihr gelebt.

Hilde Domin

Es kostet mich Selbstüberwindung und Bekennermut, diesen Einblick in mein Leben zu geben. Im analytischen Durcharbeiten hatte ich umlernen wollen, wollte Abhängigkeit verlernen und Autonomie erlernen. Ich hatte erreichen wollen, Vater und Mutter liebend zu verstehen und von ihnen freundlich Abschied zu nehmen. Doch da ich lebenslang »auf Symbiose studiert« hatte, perfekt war im Lieb-Sein, Sehnsucht-Haben, Bloß-nicht-Aufbegehren, war ich wieder in bedrückender Unfreiheit gelandet. Vielleicht war meine Sehnsucht nach Dr. L. auch Abwehr, ein Ersatzgefühl für meine Wut, nun erneut abhängig zu sein? Und je größer die Wut, umso schlimmer die Sehnsucht? Die war »erlaubt«, ein »anständiges« Gefühl! Meine Wut war unschicklich, entsprach nicht meiner Wohlerzogenheit, war deshalb verboten! Auch der Analytiker hatte eingestandenermaßen Angst davor.

Ja, da war mir wohl tatsächlich die Wut aus allen Knopflöchern gesprungen; aber nicht, weil mein Analytiker meine erotischen Wünsche nicht erfüllte, sondern weil er meinen Wunsch nach Umformung in meiner Gefühlswelt nicht nur nicht erkannte und deutete, und damit zu meiner Autonomie beitrug, sondern mich demütigte mit seinen Unterstellungen. Dem ehemaligen Fast-alles-Zulassen (wie echt und vertretbar war das?) stand plötzlich ein Fast-alles-Kritisieren (wie echt und vertretbar war das?) gegenüber. Obendrein stieß er mich immer wieder in die Regression aus Angst, dass ich ihm »auf die Finger klopfe und ›erziehlich‹ sei, obwohl er sich doch solche Mühe um mich gäbe«, oder aus Furcht vor meiner Wut. Seine Erbarmungslosigkeit ließ Kräfte in mir wachsen, die nur scheinbar gegen Dr. L. gerichtet waren. Meine zunehmende Aggressivität, die ich schließlich zeigte, ließ deutlich werden, dass ich Fortschritte machte, mich endlich traute, mich zu wehren. Seine früher einmal gestellte Frage: »Sind Sie nicht zu brav?« war gegenstandslos geworden.

In diesem Wissen komme ich mir heute vor, als sei ich damals wie ein kleines Kind gewesen, das unbedingt etwas haben will, was es nicht gibt, nicht geben kann, niemand ihm geben kann und geben wird. Dieses eine Mal hatte ich seiner ganz sicher sein wollen, damit ich ihn dann, als Stellvertreter von Vater und Mutter, nicht mehr brauchte. Dann wäre diese Sehnsucht vorbei und die Freude, ihn zu kennen, ihn zu lieben, würde mich begleiten.

In Gedanken klage ich ihn an, in mir Gefühle geweckt zu haben, die in meinem Urgrund geruht und dort gut aufgehoben waren. War es zunächst sein beruflicher Ehrgeiz gewesen, meine Gefühle ins Licht meines Bewusstseins zu bringen? Wie ein Pfau hatte er sein Rad geschlagen, hatte mich gelockt wie der Jäger, der den Hirsch mit dem falschen Brunftschrei fängisch stellt. Dann hatte ihn die Angst vor meinen Gefühlen zurückschrecken lassen. Was für ein Gekreische hatte er später um meine Sehnsucht, meine »erotischen Wünsche« veranstaltet, wie ein Gockel geschrien, als wäre ein Marder im Hühnerstall. Denn plötzlich war ja alles ganz anders gewesen, und auf einmal »waren seine Grenzen notwendig, damit bei mir Therapie möglich war«. Er hatte im Laufe der Zeit so auf mich gewirkt, als könne er sich mithilfe falscher Thesen und einer selektiven Wahrnehmung der Ereignisse bis zur Erkenntnis der Wahrheit durchlügen. Zwar steht uns die Wahrheit nicht irrtumsfrei zur Verfügung, doch für mich ist sein Abwälzen aller Schuld auf mich kein Irrtum mehr. Er hatte mich angeprangert für das, was ich bin, nicht für etwas Tadelnswertes, das ich gesagt oder getan hatte. Nur dann, wenn ich ihm die Pistole auf die Brust gesetzt hatte, hatte er gerade diesen einen Fehler eingeräumt. Aber ehrlich sein kann man nur ein Mal. Wer es in Etappen versucht, ruiniert seinen Ruf.

Bitter enttäuscht

> Natürlich weiß ich, dass verhärtete Institutionen sich nur rühren, wenn sie heftig und ausdauernd attackiert werden.
>
> *Alexander Mitscherlich*

Für acht Wochen war ich wegen eines Ohrenleidens in einer entsprechenden Klinik. Jeden Tag wartete ich auf einen Brief: von Dr. L., vom Gremium der Vertrauensanalytiker, vom Vorsitzenden der Gesellschaft. Nichts dergleichen. Bei den täglichen Entspannungsübungen hatte ich Angst loszulassen, Sorge, psychotisch zu werden. Bei einem Vortrag war mir deutlich geworden, wie sich Spannung bei mir immer mehr aufgebaut hatte. Doch auch im täglichen Klinikalltag lief vieles an mir vorbei.

Ende November 2000 schrieb ich an den Vorsitzenden der Gesellschaft, dass ich ihm vor zehn Wochen eine Schweigepflichtentbindung geschickt hätte unter der Voraussetzung, dass er nun die Erkundungen einer neutralen Person übergäbe, denn diese Neutralität sähe ich bei Frau Dr. O., angesichts dessen, was ich erfahren hätte, nicht gegeben.

Es kam ein beschwichtigender Brief, in dem Herr N., der Vorsitzende der Fachgesellschaft, mir mitteilte, dass er meinen Bericht über meine Erfahrungen aus der Analyse bei Herrn Dr. L. gelesen habe. Er sei sich aber nicht sicher, was ich mit meinem Anliegen meine, und fände es sinnvoll, wenn ich nach ... käme, wo wir unter vier Augen ein Gespräch führen könnten. Zuvor solle ich mitteilen, was ich in diesem Gespräch erreichen möchte und was eine für mich akzeptable Lösung sein könne.

Für mich hätte das eine weitere lange und teure Bahnfahrt, auch eine Übernachtung dort bedeutet.

Manch einem hilft es wohl, so zu tun, als wüsste er von nichts. Mir fiel Professor Bömmel ein, der in Heinrich Spoerls *Feuerzangenbowle* den Primanern die »Dampfmaschin'« und die Grundlagen der Physik erklärt: »Da stelle mer uns janz domm.« Ich fühlte mich ausgetrickst, überlegte lange, ob ich das Gesprächsangebot annehmen solle. Mir erschien Herr N. wie der große Beschwichtiger, der mich mit schönen Redensarten abspeisen wollte. Er würde mir die Schuld, die Dr. L. mir aufgebürdet hatte, nicht abnehmen. Ich war im Stich gelassen worden wider alle Regeln und Versprechen und suchte nun nach einem Weg, meine seelische Zerstörung zu bewältigen. Dafür war eine mit diesen Worten angebotene Unterredung unter vier Augen nicht geeignet. Herr N. hatte mich nach meinen Zielvorstellungen für das vorgeschlagene Gespräch gefragt, von *seinen* Vorstellungen war keine Rede. Dabei hatten wir genügend Briefe gewechselt und er hatte meinen ca. 150 Seiten langen Bericht gelesen. Eine so schäbige Behandlung und Bearbeitung meiner Beschwerde, wollte ich mir nicht gefallen lassen. In den mir vorliegenden Ethikleitlinien der Dachgesellschaft gibt es keine Regeln für den Umgang mit Missbrauchsfällen, falls ein Mitglied der Vertrauensleute betroffen ist.

In der *Frankfurter Allgemeinen Zeitung* vom 22. Oktober 2001 las ich in dem Artikel »Gewalt der Seele« folgenden Absatz: »Man kann von struktureller Gewalt nicht gut reden, wenn man nicht die strukturelle Gewalt innerhalb der psychoanalytischen Situation selbst und in den psychoanalytischen Situationen und in der psychoanalytischen Ausbildung in den Blick bekommt. Zu diesem Blick nötigte jugendlich witzig und dabei so unverbiestert wie unerbittlich Christoph Klotter, Berlin. Dazu verhält sich das psychoanalytische Establishment dann – begeistert zustimmend. Ob sich aber etwas ändert? Vielleicht ja doch; überhaupt darüber zu sprechen, ist schon ein erster Schritt.«

In den Höhlen der Verlassenheiten

> Klar sieht, wer von ferne siehet,
> nebelhaft, wer Anteil nimmt.
>
> *Konfuzius*

Am Weihnachtsmorgen wachte ich auf und war voller Wut, Hass und Rachsucht. Solche Gefühlsstürme, die mich zu Außenaktivitäten zwingen wollten, um einem anderen zu schaden, kannte ich bisher nicht. Dabei hätte es in meinem Leben schon mehrere Gelegenheiten und Anlässe dazu gegeben. Ich hatte diesen Tag in aller Beschaulichkeit und mit Büchern verbringen wollen, nun kreisten meine Gedanken darum, wie ich am wirkungsvollsten Rache nehmen, Vergeltung üben könnte. Es gab niemanden, mit dem ich an diesem Tag darüber hätte sprechen können. In Gedanken schrieb ich Briefe, in denen ich meinen ehemaligen Analytiker schlechtmachte, dem Gespött aussetzte. Giftig dachte ich: Der Vorsitzende des Gremiums der Vertrauensanalytiker – welch Missbrauch des schönen Wortes Vertrauen! – fürchtet sich so sehr, für sein Verschulden einzustehen, dass er sich hinter den breiten Rücken von »Papa N.« und »Mama O.« versteckt; und sie decken ihn wie Eltern einen verkorksten Sohn! Die Gesellschaft gibt ihren Segen dazu! Wieder war ich Schmerz und Schrei. Es war mir eben nicht gelungen, einen geeigneten Ort, einen Menschen mit menschlichen Regungen in der Fachgesellschaft für eine Auseinandersetzung über den stattgehabten Missbrauch zu finden. Dazu hätte es wohlwollenden Zuhörens und wirklicher Anteilnahme bedurft. Wie gut kannte ich dieses Nicht-Hinhören, dieses Abgewiesensein aus Kindertagen, und wie unglücklich war ich oft gewesen, wenn mein großer Bruder, der liebe Junge, der Stolz der Mutter, die Hoffnung des Vaters, trotz Schulversagens bevorzugt, gedeckt, lieber gehabt wurde. Dennoch war er mein bewunderter, geliebter großer Bruder, und ich hatte gelernt, mit dieser Benachteiligung zu leben. War mein Wunsch nach Aussöhnung der wachsame, tugendhafte Riegel an der Tür, hinter der Zorn, Hass und Rachsucht lauerten?

Wenige Tage später fiel ich hin, brach mir den rechten Unterarm. Es war eine komplizierte, schmerzhafte Verletzung. Viele Wochen lang konnte ich nicht schreiben. War mein Körper da klüger gewesen als mein Kopf? Das Loslassen vollzog sich in kleinen Schritten, glich einer Echternacher Springprozession. Jeden Tag ging ich in der Hoffnung zum Briefkasten, dass ein Brief von Dr. L. gekommen sei, obwohl ich mir immer von Neuem die Realitätsferne meiner Hoffnungen und Enttäuschungen klar machte. Ich war wieder in eine schlimme Depression gerutscht, hatte erneut jede Menge Zeit, über alles Gewesene nachzudenken, es weiter gedanklich zu sortieren, Klarheit zu erlangen.

Mir schien, als seien meine Gefühle in jeder Stunde eine narzisstische Kränkung für Dr. L. gewesen, weil er weder emotional noch rational damit zurande kam. Er hatte – als er das erste Mal meine Hand gehalten hatte – meine kindliche Seele angerührt, angesprochen, erreicht und sie gleichzeitig ihrer Schutzhüllen beraubt. Ich aber konnte nur mit meinen erwachsenen Anteilen antworten in der – mir damals nicht bewussten – Hoffnung, dass er meine Worte und Gesten auf die frühe Störung rückübersetzt. Stattdessen hatte er mir die erwachsene Seele madig gemacht.

Aber war er nicht der Vorreiter gewesen, hatte denn nicht seine Zudringlichkeit am Beginn meines Leidensweges gestanden, war nicht meines Therapeuten Begehren – welches auch immer – der Schlüssel zu unserer Verstrickung? Nun prangerte er Gier und Zudringlichkeit als meine Vergehen an; dabei hatte doch er sich angeboten, wollte Ersatz für meinen sterbenden Ehemann sein, hatte sich einst als mein Vertrauter präsentiert und daraufhin meine Übertragung ausgenutzt, anstatt sie zu deuten. Er hatte angefangen, er war der Wegbereiter für diesen Alptraum: seine Mängel – meine Schuld?

Seine Rationalisierungen lieferten die Erklärung für die Notwendigkeit des »härteren Anpackens«. Und mithilfe von Projektionen wurde die Verantwortung für ein solches Handeln von der eigenen Person auf mich verlagert. Denn er musste sich ja gegen meine Zudringlichkeit, Gier und Frechheit zur Wehr setzen. Meine Erklärungen, Bitten und schließlich auch überdeutlichen Klarstellungen und Herabsetzungen (»Sie sollten Ihre Zulassung zurückgeben!«) hatten nichts ausgerichtet. Es war ja nicht darum gegangen, dass ich meine Bedürfnisse nicht äußern durfte, ich durfte sie *nicht haben*! Denn allein sein Erspüren meiner Gefühle brachte ihn schon in Bedrängnis, ließ ihn »seine Grenzen spüren«.

Als hanebüchene Entlastung für Dr. L. zitiere ich ein paar Sätze aus der *Frankfurter Allgemeinen Zeitung* vom 24. Juli 2001. Dort wurde über ein Symposion der Psychoanalytischen Arbeitsgemeinschaft München berichtet: »Außerdem gab (Peter) Fonagy bisweilen den agent provocateur. In seinem Fallbericht zeigte er auch, wie es eine Kluft zwischen der öffentlichen, der ›Kongress‹-Psychoanalyse und der real existierenden gibt, von der man nichts erfährt, bei der der Analytiker manchmal nicht weiter weiß und über trial and error voranstolpert. Auch eine solche professionelle Entlastung ist wichtig – vor allem, wenn sie von jemandem gegeben wird, der selbst ein hocherfahrener Kliniker ist.«

Gedächtnisstätten

> Frauen sind Opfer. Eine Frau, die ihre sexuelle Lebendigkeit im falschen Kontext zeigt, geht unannehmbare Risiken ein.
>
> *George Downing*

Im Februar 2001 besuchte ich einen Workshop »Kränkungen verstehen und bearbeiten«. Ich wollte hören und erleben, wie andere Menschen Kränkungen wegstecken oder bearbeiten, wollte lernen, meine Kränkung durch Dr. L. und die Demütigung durch dessen Fachgesellschaft besser zu bewältigen. Ich hatte mir selbst offengelassen, ob ich in diesem Kreis etwas sagen oder nur als Zuhörerin dabei sein wollte. Doch dann drängte es mich, zu sprechen. Am vorletzten Abend der Veranstaltung, ich hatte bis dahin noch nicht über mein Anliegen geredet, fiel mir beim Abendessen auf, dass ich von meinem Brötchen nicht abbeißen konnte. Ich brachte den Mund nicht weit genug auf, mein Kiefergelenk tat weh.

Etwa sechs Wochen später – der regelmäßige Besuch dort war fällig – erzählte ich meinem Zahnarzt von meinem Kieferproblem. Noch immer brachte ich den Mund kaum auf. Das war mir die ganze Zeit über lästig gewesen, aber nicht wichtig genug für einen Zahnarztbesuch. Der schob alles auf meine Halswirbelsäule, empfahl einen Besuch beim Orthopäden; dort bekam ich mehrmals Injektionen. Als sich nichts besserte, suchte ich einen Kieferorthopäden auf, der mir eine Aufbissschiene anpassen wollte. Aber um den Mund für den Abdruck des Gebisses weit genug öffnen zu können, musste ein Physiotherapeut kommen.

Im langen Nachdenken darüber ist mir eingefallen, dass ich einst Dr. L. gebeten hatte, seine Hände an mein Gesicht (Wangen und Kiefer) zu legen. Er hatte nur kurz geantwortet: »später«, aber dieses Später kam nie. Heute meine ich, dass ich mit dem Wunsch nach dieser augenscheinlich zärtlichen Berührung – ohne es zu wissen – auf meine zusammengebissenen Zähne aufmerksam machen wollte. Wenngleich der Analytiker dieses Zähnezusammenbeißen ja auch im Gegenübersitzen hätte erkennen können.

Ich hatte von Kindheit an gelernt, den Mund zu halten. Und das tat ich letztlich auch oft in der Therapie. Denn die Angst meines damaligen Analytikers vor Nähe kam in den zu dieser Zeit noch kaum je erwähnten, für mich aber deutlich spürbaren Barrieren, die zwischen uns standen, zum Ausdruck. Erst viel später hatte er dann erklärt, dass er seine eigenen Barrieren zu jener Zeit noch nicht wahrgenommen habe. Er hatte mir gegenüber und auch für sich die scheinbar unüberwindbare Distanz zwischen uns (»wenn denn eine Barriere da ist, hat sie auch ihren Sinn«) auf meine Angst vor »Mutters Verbot« geschoben.

Warum habe ich auch damals, in den »guten« Zeiten meiner Therapie, den Mund gehalten, die Zähne zusammengebissen? Mein Vater war Richter und Parteigenosse der NSDAP. Er hatte einen Onkel Heinrich, der einst die Vaterstelle an ihm vertreten hatte, der war der Schwestermann seiner kranken Mutter, meiner Großmutter, und er war – wenn auch getauft – Jude. Dessen Sohn, mein Patenonkel, meines Vaters sehr geliebter, gleichaltriger Vetter Hans, war »Halbjude«, Arzt in ... Das alles durfte um keinen Preis offenbar werden und als kleines Mädchen wusste ich auch nichts davon. Trotzdem war in meiner Familie in jeder Hinsicht Vorsicht geboten. »Zum Glück« starb mein Großonkel Heinrich zu Beginn des Jahres 1938 unbehelligt. Daheim wurde uns Kindern immer wieder eingebläut, nichts außerhalb des Elternhauses zu erzählen. Ein paar unvorsichtige Bemerkungen in Schule oder HJ (Hitlerjugend) wären existenzgefährdend für meinen Vater, für uns alle gewesen.

Nach Krieg und Flucht lebte ich mit meiner Mutter in der »Ostzone«, nachmalig DDR, in dem Dorf, aus dem mein Vater und seine mütterlichen Vorfahren stammten. Ich hatte zur Hälfte den Bauernhof geerbt, den einst meine Urgroßeltern bewohnt und bewirtschaftet hatten. Da wir enteignet worden waren und wir nun in bescheidenen Verhältnissen lebten, wollte meine Mutter 1956 »in den Westen gehen«. Das aber durfte niemand wissen, auf Republikflucht stand Zuchthaus, bereits lange vor dem Mauerbau.

Meine Mutter, »das arme Hildchen«, wollte mich als »Quartiermeister« voranschicken. Dazu brauchte ich eine Reisegenehmigung von der Polizei, die es in dringenden Fällen gab. Dafür wiederum brauchte ich eine Urlaubsbescheinigung, aber mein Jahresurlaub (zwölf Arbeitstage) war zu dieser Zeit verbraucht. Wider besseres Wissen vertraute ich mich meinem Chef an, der mir die Bescheinigung geben wollte, wenn ich mit ihm schliefe.

Ach, ich hätte nicht mit ihm reden dürfen! Den Mund halten müssen! Die Zähne zusammenbeißen – was weiß ich! Es waren Minuten der Intimität, der Entwürdigung, die mein Leben in Unordnung brachten, mir zum Verhängnis wurden. Ich wurde schwanger. Bekam auch die Urlaubsbescheinigung. Das alles war eine hochdramatische Angelegenheit, eines Extra-Kapitels wert. Meine Mutter fand mithilfe unseres früheren, mit meinen Eltern befreundeten Kinderarztes einen mit ihr ebenfalls befreundet gewesenen Gynäkologen, der das Kind abtrieb, unentgeltlich, unter Freunden!

Ich fuhr nach Westdeutschland und trat eine Stelle als Buchhändlerin an.

Viel später und in einem völlig anderen Zusammenhang hatte Dr. L. dann zu mir gesagt: »Wenn Sie das der … schreiben, ruinieren Sie meinen Ruf, bringen Sie mich um meine Existenz.« Und ich wusste aus Kindertagen und Jugendjahren, wie gefährlich es war, zu reden. Nun, im Februar 2001, wollte ich in diesem Workshop vor vielen Ohren erzählen, was mir in meiner Therapie widerfahren war? Anonym zwar, doch ich weiß ja, wie viel sich in unserer Stadt herumspricht. Mein Körper reagierte, warnte mich dadurch, dass ich den Mund nicht aufkriegte.

Von der Sehnsucht, kein Opfer mehr zu sein

> Damit das Mögliche entsteht, muss immer wieder das Unmögliche versucht werden.
>
> *Hermann Hesse*

In der laufenden Therapie hatte B. vorgeschlagen, mit Dr. L. ein Gespräch zu führen, und der hatte eingewilligt. Gemeinsam überlegten wir, was in dem Gespräch zu dritt zur Sprache kommen sollte. Plötzlich erinnerte ich mich, dass meine Mutter in meinen jungen Jahren immer wieder einmal gesagt hatte: »Ach, wenn doch Vati noch einmal für eine Stunde zurückkommen würde!« Nun hatte Dr. L. sich bereit erklärt, noch einmal, für eine Stunde »zurückzukommen«.

B. machte »die Rosskur« mit mir, EMDR, und ich erinnerte mich an den Tag, an dem die Nachricht vom Tod meines Vaters gekommen war. Am 22. Dezember 1945 kam ein Brief, in dem stand, dass Rudolph Akoluth in russischer Kriegsgefangenschaft in Frankfurt/Oder verstorben sei. Mein Vater hatte in einem Abschiedsbrief lange vorher zum Ausdruck gebracht, dass er »gern noch länger leben würde«. Er war 50 Jahre alt. Nun saß meine Mutter, als ich aus der Schule nach Hause kam, im schwarzen Kleid wie erstarrt und eingemauert in ihre Trauer im Sessel. Am Heiligen Abend wurde meines Vaters Tod von der Kanzel abgekündigt. Welche Bewegung ging durch die Reihen der Kirchenbänke, denn mein Vater war im Dorf aufgewachsen und, trotz aller Entfernung durch Beruf und Familie, dort immer noch zu Hause.

Ich würde meinem früheren Therapeuten sagen, dass ich ein Leben lang so etwas wie einen Beistand gebraucht hatte, und dass dies bis wenige Jahre vor seinem Tod mein Mann gewesen war. Danach hatte ich endlich frei und unabhängig werden wollen, aber noch ehe mein Mann starb, war Dr. L. in dieses Verhaltensmuster eingestiegen, hatte es mitagiert, hatte mein lebenslanges Benutzt- und Gebrauchtwerden fortgeführt. Ich hatte nicht länger zu jemandem gehen wollen, der mir bei Bedarf Beruhigung und Sicherheit gab, wie mein Mann es jahrzehntelang getan hatte. Als ich dann in der Therapie meinen Wunsch nach Autonomie geäußert hatte, war es längst zu spät, denn ich war wieder gefangen in meiner gewohnten Verhaltensweise. Aber das erkannte ich zu dieser Zeit nicht. Vielleicht war es gar schon meiner Mutter Sehnsucht nach Unabhängigkeit und Erwachsen-Sein, die in mir fortlebte. In dem Gedanken an »die eine Stunde« erkannte ich, dass ich die Wünsche meiner toten Mutter in mir trug und trage.

Weiter würde ich erinnern, dass ich ihn um den Kuss gebeten hatte, weil ich ihm und seinen Zusicherungen ganz und gar hatte vertrauen wollen. Seine Ausführungen waren oft zwiespältig, seine Körpersprache eindeutig zurückweichend gewesen, ich hatte ihm aus meinen Tiefen heraus glauben wollen. Und, so hatte ich damals gedacht, auch wenn er mir den Kuss nicht würde geben wollen, war mein Vertrauen doch so groß, dass ich sicher war, er würde erkennen, was hinter meinem Wunsch stand. Er würde wissen, was ich meine und brauche; erst seine Primaner-Antwort hatte mir gezeigt, dass das eine Illusion war. Danach hatte er Therapie nach dem Motto »du sollst nicht merken« gemacht. Damit hatte er mich emotional verlassen, den Kontakt zu meinen inneren Vorgängen verloren.

Ich wollte ihm sagen, dass ich ihn auf *der* Ebene verstehen und ihm verzeihen möchte, auf der er mich emotional angesprochen, angerührt und erreicht hatte. Ich wollte die Kraft freilegen, das anzunehmen, was er mir angetan hatte, um inneren Frieden zu finden. Aber ich wusste gleichzeitig, dass ich einem granitenen Menschen begegnen würde.

Aber das Wort sagte er nicht

Es ist aussichtslos, sagt die Einsicht.
Es ist, was es ist, sagt die Liebe.
Erich Fried

Wir trafen uns unverhofft auf der Straße, beide auf dem Weg zu B. Ich freute mich, ihn zu sehen, und war gleichzeitig ein bisschen beklommen; wir gaben uns die Hand, freundschaftlich wie in alten Zeiten. Ich deutete auf einige Sehenswürdigkeiten, da Dr. L. zum ersten Mal in … war. Wir betraten die Praxis, wurden empfangen, nahmen im gewohnten Therapieraum Platz. Wie erstarrt saß mir mein, ach so vertrauter Weggenosse gegenüber, mir zugewandt wie in alten Zeiten; sein linkes Auge übergroß auf mich gerichtet, als trüge er ein Monokel, das rechte klein, fast geschlossen. Die Anspannung war in sein Gesicht geschrieben; er schaute mich reglos an. B. forderte mich auf, meine Ziele für das Gespräch heute Abend zu nennen. Ich nannte meinen Wunsch, mit dem, was mir in der Therapie und von der Fachgesellschaft widerfahren war, leben und es annehmen zu können, ohne mich länger dagegen innerlich zu wehren, denn die dunklen Schatten reichen tief in die Gegenwart hinein und sie werden auch noch auf der Zukunft lasten. Ich wolle ihm verzeihen, indem ich ihn verstehen könne. Und ich sprach das aus, was ich weiter oben beschrieben habe, hob meine Bitte um Versöhnung besonders hervor.

Dr. L. wirkte auf mich wachsam, angespannt und in seinen Antworten bedingt einsichtig. Er war völlig auf der rationalen Ebene. Er räumte ein, Fehler gemacht zu haben, genau die, die ich benannt hatte, er sagte: »Ich bin traurig und es tut mir weh.« Ich entgegnete, dass ich das nicht spüren könne, und er fragte zurück: »Weil ich so kontrolliert und so diszipliniert bin?« Da erst konnte ich ein wenig von seinem Schmerz spüren. Das aber führte ich darauf zurück, dass er über sich selbst und *sein* Versagen traurig war. *Mein* Leid schien ihn nicht berührt zu haben. Er hatte noch nicht einmal um Verständnis gebeten, geschweige denn um Verzeihung. Wie sehr hatte ich ein solches Wort herbeigewünscht, nicht als seine Kapitulation, sondern als Erkennen dessen, was über mich hereingebrochen war. Mit Bedauern in der Stimme hatte er geäußert: »Ich habe mich damals sogar abgewertet.« Er hatte dann meiner Theorie zugestimmt, er habe nach dem Motto »du sollst nicht merken« Therapie gemacht. Ein Lippenbekenntnis. Ich hatte auf Bekennermut gehofft, auch auf sein Bedürfnis, die Dinge beim Namen zu nennen, selbst dann, wenn es nicht opportun schien. Aber dieser Mut fehlte ihm. Er war nicht bereit, sich angesichts unseres Gedankenaustauschs darauf einzulassen. Bei mir hatte das Aussprechen keine Erleichterung, kein Mitgefühl mit ihm bewirkt. Er war traurig. Worüber? Es kam kein Zugeständnis von ihm, das mich emotional angerührt hätte. Er hatte sich fest im Griff, seine Gefühle hatte er nicht mit auf die Reise genommen, die waren zu Hause geblieben. Reue ist ein rares Wort.

Bevor das Gespräch zu Ende ging, meinte B., dass ein Therapeut in einer Therapiestunde unter Umständen so konsterniert oder auch irritiert sein könne, dass er wie mit Scheuklappen weiterarbeite. Er zeigte mit beiden Händen, die er in Augenhöhe an die Schläfen hielt, was er meinte. Er ging damit auf unseren Meinungsaustausch um den Kuss ein, in dem Dr. L. gemeint hatte, er habe damals eine pubertäre Antwort gegeben. Aber nicht nur die Antwort war pubertär gewesen, sondern vor allem die weitere Haltung während meiner Therapie bei ihm, die aus dieser Entgegnung sprach. Viel später erst fiel mir ein, dass B. vergessen hatte, zu sagen, dass der Therapeut dann aber nicht der Patientin an seiner Irritation die Schuld geben dürfe. Und wie viele Jahre darf ein Analytiker irritiert sein und Scheuklappen tragen? Darüber gab es keine Diskussion. B. fragte, was wir zum Abschluss noch sagen möchten? Ich bat Dr. L., seiner Sekretärin, die einen Platz in meinem Herzen hatte, zu erklären, dass ich so schlimm denn doch nicht sei, wie sie nach allen Briefen und Gutachten, die sie um meinetwillen geschrieben hatte, vielleicht denke, und dass ich durch die Folgetherapie bisher etwa 12.000 DM an Eigenmitteln aufgewendet hätte.

Mit gesalbten Worten sagte Dr. L.: »Nun, es ist heute über Wichtiges gesprochen worden.« Erst jetzt, beim wiederholten Lesen dieser abschließenden Bemerkung, springt mich erschreckende, Mitleid heischende Hilflosigkeit an, kann ich denken, dass auch er litt und dass wir einander nicht helfen konnten. Damals konnte ich mir, bei allem Ernst der Situation, ein schallendes Gelächter nicht verkneifen. Da saß der arme Mann hinter seinen Mauern, Grenzen und Barrieren, erstarrt, wie eingemauert, und er blies trotzdem diesen Satz vom hohen Turm. Das fand ich absurd!

Kurios war auch, dass wir miteinander zum Bahnhof gingen, Dr. L. und ich. Wir unterhielten uns, als hätte es nie Differenzen, gar eine Trennung gegeben. Der Zug hatte 20 Minuten Verspätung, wir saßen auf einem Bänkchen und redeten miteinander, vertrauensvoll, locker, fröhlich: alte Freunde, die sich lang nicht gesehen hatten. Im Zug meinte Dr. L., er setze sich ein bisschen abseits. Ich wollte mir Notizen machen, aber dazu war ich zu aufgeregt. In ... mussten wir umsteigen, mittlerweile war es Nacht geworden. Mit meinem gebrochenen Arm tat ich mir ein bisschen schwer mit dem Aussteigen, aber Dr. L. reichte mir keine hilfreiche Hand. Hatte er immer noch Angst, mich zu berühren? Wieder saßen wir während der Weiterfahrt im gleichen Waggon, nun etwas dichter beieinander, stiegen zu Hause gemeinsam aus, verließen miteinander den Bahnhof. Ich musste mein Heimweh nach ihm bändigen, wollte in letzter Minute nicht schwach und weinerlich werden. Ich sagte: »Danke, dass Sie gekommen sind.« Und ich bekam zur Antwort: »Danke, dass wir miteinander sprechen konnten.« Es war vorbei.

Das Bahnsteig-Gespräch war Entlastung nach einer großen Anspannung gewesen. Es hatte keine wirkliche Brücke von ihm zu mir gegeben. Nichts war für mich geklärt, nichts war heilsam, nichts war wohltuend. Er hatte nur das eingeräumt, was ich vorgebetet hatte. Mehr nicht. In Bruchstücken hatte ich seinen Schmerz gespürt, aber der galt ihm selbst, nicht mir. Mein Schmerz galt womöglich auch nur mir, meinem Leid, obwohl ich sein Leid zwar empfinden, ihm das aber nicht genügend mitteilen konnte?

Um kurz nach neun Uhr rief er am nächsten Morgen an: »Guten Morgen Frau A., hier spricht L. Ich habe leider nur fünf Minuten Zeit, aber ich möchte Ihnen sagen, wie weh es mir gestern Abend getan hat, dass ich mich abseits gesetzt und gelesen habe. Doch ich habe diesen Abstand gebraucht, obwohl wir uns auf dem Weg zum Bahnhof und auf dem Bahnsteig gut unterhalten haben und ich das schön gefunden habe.« Ich erwiderte, dass ich sein Abseitssitzen und sein Lesen gut habe verstehen können, aber dass er mir beim Aussteigen aus dem Zug nicht geholfen habe, das täte mir entsetzlich weh. »Aber Berührung darf ja nicht sein«, hatte ich vorwurfsvoll hinzugefügt. Tröstend meinte er dann, dass wir uns sicherlich einmal bei einem Konzert sehen würden.

In den nächsten Wochen ging mir das Gespräch immer wieder durch den Kopf, ich wendete alles ständig um und um. Die Fehler, die Dr. L. eingestanden hatte, waren alte Hüte. Ich hatte erwartet, dass er von sich aus erklären würde, was ihm »aus der zeitlichen Distanz zu unseren Begegnungen inzwischen klarer geworden« war, welches die »Gründe, die zu der Verständigungsschwierigkeit zwischen uns geführt haben«, waren. Aber auf meine Fragen hatte es keine Antwort gegeben, denn es war im Grunde kein Gespräch zwischen Gleichen gewesen, sondern eine therapeutische Selbstdarstellung und Darbietung. Ich aber wollte wissen, erkennen, was zwischen uns so entsetzlich schiefgegangen war. Hatte er seine Wärme wiederum hinter einer Maske aus Kälte und Abwehr geschickt verborgen? Gab es seine Wärme überhaupt?

Nach langem Bedenken entwarf ich einen Brief an meinen ehemaligen Therapeuten und fand am Tag darauf in unserer Zeitung einen Bericht, der die Notgemeinschaft Medizingeschädigter vorstellte, deren Ziel es war, die Streitkultur zwischen Patienten und Ärzten zu verbessern. Es wurde da unter anderem vorgeschlagen, ein Gespräch mit dem Arzt zu führen, wenn der Patient mit der Behandlung unzufrieden sei, und man solle sich die Dokumentation des Arztes beschaffen. Ich rief bei der angegebenen Telefonnummer an, stellte mein Problem kurz dar. Der Ansprechpartner fragte sehr schnell, wie viel Geld ich einklagen wolle? Er war verblüfft, als ich sagte: »keines«. Das sei ihm noch nie passiert. Um was es mir denn sonst ginge? Ich wolle *wissen*, was in meiner Therapie geschehen sei. Aber da konnte er nicht weiterhelfen.

So schrieb ich an Dr. L. und bat ihn, mir die Notizen, die er sich zu meiner Therapie gemacht und die er mir vierteljährlich extra berechnet hatte (Ziff. 860), zur Einsicht zu geben, denn ich könne mir auch heute noch keine exakte Vorstellung von seiner Sicht der Dinge, seiner therapeutischen Absicht machen. Gerade das wäre aber für mein Verstehen seiner Handlungen und seiner Deutungen wichtig. Ich könne nicht begreifen, warum meine Therapie so schrecklich misslungen sei, »aber ich *muss* es verstehen, damit ich Ihnen verzeihen und zu innerem Frieden kommen kann«.

Zwei Missbrauchte dienen einander

Besser ein Messer als ein Wort.
Ein Messer kann stumpf sein.
Ein Messer trifft oft
am Herzen vorbei.
Nicht das Wort.

Hilde Domin

Der Antwortbrief von Dr. L. machte mich zunächst fassungslos, verletzte mich zutiefst. Es war ihm gelungen, meine frühkindlichen Bedürfnisse umzudeuten. Nichts hatte das Gehäuse, in das der Analytiker sich innerlich eingeschlossen hatte, aufschließen können. Er übte Kritik an mir; seine eigene Position wurde erläutert, nicht infrage gestellt. Schwarz auf weiß: Er könne verstehen, dass, da er meine Sehnsucht nach einer realen Verbindung zwischen uns nicht erfüllt habe, dies für mich kaum auszuhalten und oft sogar lebensbedrohend gewesen sei.

Eine steile These! Ein erst fast ein Jahr nach Erhalt dieses Briefes von mir gelesener, erhellender Satz möge diese Bezichtigung richtig stellen. Gisela Worm schreibt in ihrem Beitrag »Liebe oder Missbrauch – zum Umgang mit erotischen Übertragungen«: »Charakteristisch erscheint mir dabei, dass in sexualisierten Therapiesituationen der Modellcharakter der Therapie überhaupt sehr leicht in der Betrachtung der Situation ins Wanken gerät. Plötzlich sind alle Gefühle nur noch ›real‹ und nicht Mittel zum Verständnis.«

Weiter legte mein früherer Analytiker in seinem Schreiben an mich dar, dass er in dieser für mich unerträglichen Situation wohl nicht hilfreich genug sein konnte, um mir in der Verarbeitung dieses Schmerzes ausreichend Halt und Unterstützung zu geben und mich zu begleiten. Seine Traurigkeit darüber, mich durch unsere therapeutische Beziehung an das Erleben der schmerzlichen Beziehung zu meinen Eltern herangeführt zu haben, habe er selbst wohl schwer aushalten können. Mein Schmerz habe ihn so traurig gemacht, dass das offenbar zu Verhaltensweisen bei ihm geführt habe, die für mich abweisend waren. Ich hätte das sehr klar zum Ausdruck gebracht, als ich formuliert hätte, mir sei bewusst, dass die schmerzlichen Erlebnisse mit ihm in meinen Elternerfahrungen ihre Quelle hätten ...

Er könne verstehen, dass ich den Wunsch hätte, seine Aufzeichnungen zu lesen, wohl um besser verstehen zu können, was sich von meinen Familienerfahrungen in unserer therapeutischen Beziehung wiederholt habe. »Aber erwarten Sie wirklich, dass ich diesen Wunsch realisieren werde?«

Meine Entgegnung war ein empörter Aufschrei. Leider. Dennoch beendete ich meinen Brief mit dem Satz: »Mich wundert, dass ich Ihnen immer noch zugetan bin.« Denn so war es.

In so vielen Stunden hatte B. mir erklärt, erläutert, verständlich zu machen versucht, was in meiner vorigen Therapie so verhängnisvoll gewesen war. Er hatte nie die Geduld verloren, auch dann nicht, als ich mindestens ein halbes Jahr kaum vorankam, »stagnierte«. Zusätzlich erläuterte mir, viele Monate später, ein knapper Text diese Ungeheuerlichkeit der Ausführungen des Dr. L. Weil die Aussage so klar und prägnant formuliert ist, will ich sie abschreiben.

Roger Dreyfus und Heidi Haug schreiben in einem Beitrag »Zum narzisstischen Missbrauch in der Therapie«: »In der dritten Phase werden wir uns zunehmend unserer Gegenübertragungsreaktionen bewusst. Die Patientin wird versuchen, uns für ihre Wiederholungen zu benützen (was bei uns eine projektive Identifikation bewirkt). Das ist ihr gutes Recht. Zu unserer Aufgabe als Therapeuten gehört es, dass wir uns als Übertragungsfigur ein Stück auf diese Wiederholung einlassen. Aber wir müssen uns unserer Rolle klar bewusst sein und die Patientin liebevoll auf ihre Wiederholung und deren Ursprung aufmerksam machen, statt mitzuagieren. Letzteres geschieht, wenn wir unsererseits auf diese projektive Identifikation reagieren, indem wir sie zur eigenen Konfliktlösung bzw. -abwehr benützen.

Vielfach beginnt uns aufzufallen – oder wir werden von unseren Kollegen oder Supervisoren darauf aufmerksam gemacht –, dass sich gewisse Konstellationen in unseren Therapien wiederholen. Dies zeigt uns deutlich, dass wir unsere Reaktionen auf gewisse Patientinnen nicht einfach als projektive Identifikationen und damit als Problem der Patientin abqualifizieren können. Die Patientin hat bei uns Übertragungsgefühle ausgelöst, die primär mit *unserer* Restneurose, unseren unbearbeiteten Anteilen zu tun haben und nicht mit ihr. Vor allem, wenn die Patientin in einen Teil von sich vorstößt, den wir selber in unserer Therapie nicht vollständig bearbeitet haben, werden wir unsere Abwehr mobilisieren. Es ist also unerlässlich, klar zwischen Gegenübertragung im eigentlichen Sinne und projektiver Gegenidentifikation zu unterscheiden, da sonst die ›Gegenübertragungs-Deutung‹ wieder zum Machtmissbrauch werden kann, der dazu dient, die eigene Unzulänglichkeit abzuwehren. Die Tatsache, dass unsere Therapie nicht vollständig war, ist so schmerzhaft, dass wir geneigt sind, dies zu verdrängen (und die Verursacherin unseres Unbehagens als ›Überbringerin der schlechten Nachricht‹ zu bestrafen).

Die Patientin ist dabei eindeutig in der schwächeren Position, vor allem, wenn sie mit ihrer Übertragung bei uns eine Gegenübertragungsreaktion ausgelöst hat. Doch muss hier nochmals ausdrücklich betont werden, dass dies nicht bedeutet, dass sie an unserer Reaktion ›schuldig‹ ist (obwohl sie als narzisstisches Missbrauchsopfer nur allzu bereit ist, sich dafür schuldig zu fühlen).

Beispiel: Ein Therapeut deutet seiner Patientin am Ende einer langen Therapie, in der die Separation infolge einer kollusiven Dynamik nicht stattfinden konnte, sie hätte ihn die ganze Zeit manipuliert, indem sie ihm Schuldgefühle gemacht habe. Für ihn war diese Behauptung ein Versuch, in der Kollusion, deren Ausmaß beide erahnten, sein Gesicht zu wahren. Für die Patientin war es eine sadistische Bestrafung dafür, dass sie nicht so gewesen war, wie er sie für seine Bedürfnisse gebraucht hätte. Er übersah – oder wehrte unbewusst ab –, dass es sich hier um zwei Vorgänge handelte: Einerseits hatte die Patientin in der Übertragung tatsächlich eine Wiederholung ihrer alten Kollusionsgeschichte mit ihrer Mutter inszeniert, um die therapeutische Beziehung nach bewährtem masochistischen Muster zu kontrollieren. Andererseits musste in seiner Geschichte unverarbeiteter Missbrauch geschehen sein, der ihn dazu bewogen hatte, sich ihr gegenüber schuldig zu fühlen und dadurch manipulierbar zu werden. Er hatte die Wiederholung mitagiert und sich mit seiner Deutung dafür an ihr gerächt. Zudem missbrauchte er ihre Abhängigkeit zur Rettung seiner eigenen narzisstischen Unversehrtheit. Die Patientin blieb zurück mit Gefühlen von Schuld und Versagen […].«

Diesen Text las ich leider erst im April 2002 in dem Buch *Verführung in Kindheit und Psychotherapie*; das Treffen und der darauf folgende Briefwechsel hatten im Frühjahr 2001 stattgefunden. Mein Antwortbrief hatte im Prinzip die oben gemachten Ausführungen aus meiner Sicht enthalten, allerdings in vorwurfsvollen Sätzen und teils bösartigen, hämischen Bemerkungen. Mit meinem heutigen Wissen wäre das nicht nötig gewesen. Dr. L. hatte so viel in mir verwüstet und suchte nun stolz das Weite, indem er mir auf meinen bösen Brief hin zur Antwort gab, dass er auf meine Äußerungen nicht eingehen möchte und für eine Auseinandersetzung nicht mehr zur Verfügung stehe.

Fragwürdiges

Mitleid haben
auch mit denen
in denen das Leid
so schlecht wie keinen
Platz mehr gelassen hat
für ihr Mitleid.

Erich Fried

Der Widerspruch zwischen den Verlautbarungen der Ethikregeln, der Therapie und der Wirklichkeit, hatte bei mir zu zorniger Verzweiflung geführt. Deshalb schrieb ich noch einmal an die ehemalige Leiterin des Vertrauensanalytiker-Gremiums und erinnerte sie an ihre Fürsorgepflicht. Mein Brief spiegelte meinen Unmut wider. Ich machte sie darauf aufmerksam, dass sie zugesagt habe, im November 2000 über meine Angelegenheit zu sprechen, und ich erwartet hätte, dass ich von dem Ergebnis des Gesprächs unterrichtet würde. In ihrem Antwortbrief las ich, dass der Auftrag der Fachgesellschaft nicht der sei, in Konfliktfällen zu *ermitteln*, sondern zu helfen, Lösungen zu finden. Mit freundlichen Grüßen ...

Es schien, als könne es in meinem Falle, da es keinen – neutralen – Richter gab, dementsprechend auch keinen Kläger geben. Denn der Fall, dass eine Patientin über den Vorsitzenden der Ethikkommission Klage zu führen hat, ist in den einschlägigen Richtlinien nicht vorgesehen. Was aber hatte mir die alte Dame mit ihrem Brief sagen wollen? Wie kann eine Institution oder eines ihrer Mitglieder in Konfliktfällen helfen, ohne festzustellen, worum es tatsächlich geht, ohne zumindest die Ursache des Konflikts zu ahnen? Und es sollte doch auch die Solidarität der um Hilfe angerufenen Gesellschaft mit dem Opfer – in diesem Falle mir – zu erkennen sein. Oder gab es nur die Solidaritäten innerhalb der Gesellschaft und der Ethikkommission, ohne Rücksicht auf Recht oder Unrecht? Frau Dr. O. hatte meinen unüberhörbaren Hilferuf an die Mächtigen in der Welt der Psychoanalyse gehört und entgegengenommen. Wollte sie nun mir gegenüber die Vergangenheit geflissentlich beschweigen? Nicht zuletzt hängt es von dem Image ab, das der einzelne Analytiker sich zugelegt hat, in welchem Maße er bei Verstößen gegen die Regeln der Psychoanalyse, wie auch gegen die guten Sitten einer Therapie mit Machtentzug zu rechnen hat.

Dr. L. hatte mich im wörtlichen, mehr noch im übertragenen Sinn fast um mein Leben gebracht und maßte sich nun an, mit der Rückendeckung dieses Machtkartells, Schulter an Schulter mit den Kollegen einen Schlussstrich unter seine pflichtverletzende Treulosigkeit zu ziehen. Dieses Wegsehen, wo Unrecht geschehen war, stößt mich ab; seine Unlauterkeit überschattet seine Verdienste in unnötiger Weise. Als seien ihm ein paar läppische Fehler unterlaufen, deswegen brauchte es doch keine angemessene Bewertung der Schwere seiner Unzulänglichkeit und Entgleisung! Formelle Anteilnahme wirkt auf mich eher erbitternd als tröstlich! Verstand er wirklich nicht, dass er mich und meine Welt nahezu zerstört hatte, dass ich jahrelang unwirklich und wie in einem Albtraum gelebt habe, aus dem zu erwachen ich nicht für möglich gehalten hatte, trotz allen Mühens? Darum wollte ich eine Bewertung durch die Ethikkommission der Gesellschaft, ich wollte, dass festgestellt und mir damit bestätigt würde, dass mir Unrecht widerfahren und nicht nur ein Unglück zugestoßen ist. Mir fehlt das Erschrecken all derer, die ich angesprochen und um Beistand für mich gebeten habe; anfänglich hatte ich sogar noch auf Fürsorglichkeit gehofft. Als ich mich an die Gesellschaft gewandt hatte, war mein Ziel die Wiederherstellung von Gerechtigkeit nach einer von mir als Unrecht empfundenen Kränkung. Die Schädigung durch mangelnde Wertschätzung der Patientin innerhalb einer Therapie setzt so schreckliche Gefühle frei: Depression, lähmende Ohnmacht, Hilflosigkeit, Selbstmordabsichten; andererseits Hass, Rachsucht und Mordabsichten, einhergehend mit tiefer Vereinsamung und eigener Entwertung nach dem begangenen Verrat. Aber Rache setzt keinen Schlussstrich unter eine Unrechtstat, sondern führt zu einer sich immer weiter drehenden Spirale von Bösem.

Mein Versuch der Annäherung an den Unnahbaren war misslungen, der Rest ist Bestürzung und unendliche Trauer.

Einmal werde ich verstehen

> Bei den narzisstischen Neurosen ist der Widerstand unüberwindbar; wir dürfen höchstens einen neugierigen Blick über die Höhe der Mauer werfen, um zu erspähen, was jenseits derselben vor sich geht.
>
> *Sigmund Freud*

Dies ist keine Geschichte mit Happy End. Etwas war zutiefst missglückt. Ich strengte mich an, der Beschädigung meines Lebens unter den Bedingungen einer Therapie, der Zerstörung und Verwirrung, die über mich gekommen waren, durch den Anschein des Plausiblen Herr zu werden. Zunächst waren es innere Rechtfertigungsversuche, die mich veranlassten, meine Geschichte noch einmal aufzuschreiben. Die Erinnerungen kamen, obwohl ich sie nicht wollte. Ich konnte weniger leicht vergessen, als mir lieb war, und ich versuchte, nicht mehr in der Kategorie von Schuld zu denken, sondern das Geschehen als Tragik unserer Verstrickung zu erkennen. Eine Aussöhnung mit Dr. L. schien mittlerweile auch mir unmöglich, langsam würde diese rationale Erkenntnis mein Gefühl erreichen. Allmählich war er nicht mehr das ständige Ziel meiner Gedanken.

Doch am 11. September 2001 erwachte meine alte Kinderangst vor Bomben, Bränden, Zerstörung, Vernichtung und mein Wunsch nach Schutz. Ich konnte all meine Not aus Kindertagen spüren, den Zwang zum Tapfersein, dieses Heldin-spielen-Müssen, und das kleine Mädchen in mir wäre am liebsten in die ehemals schützenden Arme von Dr. L. geflüchtet. Das Eis, auf dem ich gehe, trägt immer noch nicht. So wie an diesem Tag breche ich öfter wieder einmal ein, bin depressiv, ersaufe in Sehnsucht und Verlassenheit und dem Wissen, dass niemand da ist, der mir Halt gibt. Ein Dauerschmerz, der mir wie ein Phantomschmerz vorkommt.

Wenige Wochen später sprach B. in der Therapie davon, dass Dr. L. nicht nur vermauert, sondern geradezu verbunkert sei. Ich selber hatte ja bis dahin, vor allem in der früheren Therapie, von den Mauern gesprochen, gegen die ich bei meinem Therapeuten immer von Neuem angerannt war. Doch im Krieg und in der Zeit danach hatte ich Mauern stürzen sehen und erlebt, dass Grenzen veränderbar sind, fallen können, und ich hatte gehofft, dass auch seine Mauern und Grenzen überwindbar seien. Nach dieser anschaulichen Bemerkung von B. tauchte vor meinem inneren Auge ein realer Bunker auf, der, wie mir früher einmal erzählt worden war, im Krieg einigen Luftminen standgehalten hatte und bis Mitte der fünfziger Jahre nicht zu sprengen gewesen war. Dieser Bunker hatte dem Dynamit widerstanden. Mit mir zunächst nicht erklärbarer Erleichterung sah ich ein, dass ich nichts mehr berennen musste: Ein Bunker ist unzerstörbar. Ich konnte aufhören mit dieser Kraftvergeudung. Den Auftrag, welchen auch immer, hatte ich nicht erfüllen können. Ich konnte endlich aufhören, zu überlegen, wie ich Dr. L. doch noch erreichen könne. Ich würde es nie können und wusste das nun.

Träume machten mir zu schaffen. Oft erschienen mir Dr. L. oder seine Frau oder beide im Traum. Und jedes Mal übersahen sie mich, ließen mich »links liegen« oder sagten Hässliches, Herablassendes zu mir. Ich wachte dann voller Verzweiflung auf, manchmal voller Zorn über so viel Unverschämtheit. Aber im Grunde sah ich in diesen Träumen nichts anderes als die leicht veränderte Realität. Und mit der hatte ich mich abzufinden.

Immer wieder fühlte ich mich schuldig an allem. Ich hatte mein Manuskript, das ich als Abbild meiner Seele bezeichnen möchte, verschiedenen, meiner Meinung nach kompetenten Menschen zum Lesen gegeben. Manche von ihnen sind damit nicht sorgsam wohlwollend umgegangen. Andererseits bekam ich einmal meine Arbeit mit dem hilfreichen Vorschlag zurück, es wäre gut, wenn ich auch ein wenig mit bedenken könne, was mein Anteil an allem gewesen sei. (Im letzten Jahr meiner Therapie hatte ich Dr. L. immer von Neuem mit der Frage bedrängt, was denn unser Konflikt und was mein Anteil daran sei. Aber auch mit diesen Fragen war ich »an seine Grenzen gestoßen«, denn er hatte einmal gemeint: »Aber das wissen Sie doch!« und hatte die anderen Male ausweichend oder gar nicht geantwortet.) Dieser Hinweis, als Anregung zu meinem Manuskript, war nun ein neuer Antrieb, mich mit meinem Anteil am Misslingen der Therapie zu beschäftigen, auch wenn ich zunächst befremdet und bestürzt über diesen Vorschlag war. Als von Dr. L. immer wieder Beschuldigte hatte ich mich eher nach einem Zeichen der Solidarität gesehnt. Der Aufforderung kam ich jedoch nach.

Meine Anteile am Misslingen der Therapie sind aus heutiger Sicht:

1. Ich hatte mich in meiner Vertrauensseligkeit und Naivität lieber missbrauchen lassen, als für mich allein, getrennt von meinem Analytiker leben zu müssen. Das hatte ich zwar viel früher schon gelesen und zur Kenntnis genommen, doch nun wurde es mir in der ganzen Ungeheuerlichkeit der Abfolge deutlich. Mit einem Mal konnte ich am eigenen Leib spüren, wie der Blitz der Erkenntnis einschlug. Nur ist das zu grobmaschig ausgedrückt, unsere Verstrickung war feinmaschiger. Wir waren beide als Kinder Opfer gewesen und waren schließlich beide entweder in die Rolle des Leidtragenden oder in die Rolle des Unterdrückers geschlüpft. Mein Therapeut hatte Barrieren errichten und damit deutlich machen müssen, dass dahinter verbotene Zonen seien. Aber verbotene Zonen – wie für ein Kind das vor dem Heiligen Abend versperrte Weihnachtszimmer – reizen, sie zu erkunden, und Verschwiegenheit verführt zu Spekulation. Diese verbotenen Zonen, das Verstecken seines »inneren Kerns, der in der Therapie nichts zu suchen hat«, ließen mich mein Abgeschnittensein von ihm so schmerzlich spüren, dass ich es kaum aushalten konnte. Meine Einsicht führte mich zu einem anderen meiner Anteile.

2. Diese Sehnsucht, die mir von Dr. L. immer von Neuem als bösartiges Grabschen nach ihm, als Bedrohung seiner Grenzen, als mein Wunsch nach einer Liebesbeziehung mit ihm angekreidet wurde, setzte sich aus mehreren Teilen zusammen: Der Analytiker hatte mir die »Droge« Umarmung immer von Neuem angeboten, zugänglich gemacht. Woher hätte ich wissen können, dass dies zunächst einmal sein Eigenbedarf war? Wenn ich seine Hände während der Stunde gestreichelt hatte, dankte er mir: »Sie haben mir schön die Hände gewärmt!« Ken Wilber schreibt von Hauthunger, der ihn gequält habe; nicht Gespräch, nicht Sex habe er vermisst, sondern schlicht menschliche Berührung. Hauthunger sei der ursprünglichste aller biologischen Triebe (*Einfach »Das«. Tagebuch eines ereignisreichen Jahres*, S. 154f.). Daraus war später Sehnsucht nach dem mir nahestehenden, vertrauten Menschen geworden, die ich heute auch als schmerzliches Vermissen eines liebevollen Vaters, einer Halt gebenden Mutter erkenne.

Darüber hinaus war es die Sehnsucht nach Angenommen- und Verstandensein, das Bedürfnis nach Gegenseitigkeit und Harmonie in unserer Beziehung. Weiter war es der Wunsch nach Aussprache, Erklärung, Verstehen, zu lernen, so, wie ich lebe, leben zu können. Die Sehnsucht nach der Zustimmung für mein Dasein. Dass der Analytiker half, den alten Schrott meines Lebens zu erkennen und auszumisten; das Bestreben, die unausgesprochenen Vorwürfe und Missklänge klärend zu entsorgen. Ich wollte, in meiner Angst vor dem Abgewiesensein, nicht in die Schwärze der Einsamkeit fallen. So lange hatte ich geglaubt, dass klärende Gespräche helfen könnten, hatte so sehnlich erhofft, dass ich an sein Herz rühren könne. Aber meine hohen Erwartungen wurden enttäuscht, waren von gigantischer Vergeblichkeit. Ich sehnte mich nach dem Ende der Tragödie, dem Neubeginn in unserer Beziehung. Mit wem sonst hätte ich sprechen können? Ich sehnte mich nach Erbarmen und musste diese vehemente Kraft verschämt verstecken.

3. Aus alledem resultierte dann mein Klammern. Das war der Ausdruck meiner Nicht-Sicherheit, meines Nicht-Begreifens, was auf der emotionalen Ebene zwischen uns ablief. Die Unbestimmtheit in den Formulierungen von Dr. L. fachte mein Wissen-Wollen an, ließ mich ständig weiter fragen und forschen. Ich ließ nicht locker, drang in ihn, bat ihn, mir zu erklären, was ich einfach nicht verstehen konnte. Ich wurde überflutet von der Angst, verstoßen, verlassen zu werden, keine Brücke zum Leben mehr zu haben. Ich meinte, ohne Dr. L. nicht mit dem Leben, nicht mit mir selber verbunden zu sein. Ich hatte um Liebe gebettelt und damit Fürsorge gemeint, nicht Erotik.

4. Meine Fürsorglichkeit. Seit Kindertagen war ich aufgerufen, nicht nur für mich selber zu leben. Immer gab es für andere zu sorgen, wie das für Mädchen – im Gegensatz zu Buben – einst angemessen war; das hatte ich sehr früh gelernt. Wenn ich in Kindertagen eine »Schlange« vor einem Geschäft sah, fragte ich, was es dort zu kaufen gäbe, stellte mich hinten an. Schließlich war Krieg, alles war »bewirtschaftet«. Nach Krieg und Flucht sorgte ich für meine Mutter, die Großmutter und die Tanten, später dann auch für meinen Mann und schließlich für Dr. L. Nicht, weil er es so wollte. Doch hatte er, nachdem er das erste Mal

meine Hand gehalten hatte, mir erklärt, dass er nun an die Stelle meines todkranken Mannes getreten und mein Vertrauter geworden sei. Er hatte dann der »bessere Vater, die bessere Mutter« für mich sein wollen, und ich hatte dementsprechend für ihn sorgen »müssen«, aus innerem Antrieb heraus, ohne darüber nachzudenken. Mit Blumen, Gebäck, kleinen und großen Geschenken; mit meinem Fortschritt, Bestätigung für seine Schönheit, sein Wissen und Können; mit Verehrung und Idealisierung. Seine spätere Hilflosigkeit hatte dann meine mütterlich-mitfühlende, verzeihende Zuneigung aktiviert, während die erwachsene Patientin wütend protestiert hatte. Ach, meine Suche nach Erkenntnis war oft wie ein verzweifeltes Um-mich-Schlagen und nur selten noch ein geduldiges Erforschen der Zusammenhänge. Obendrein aber hatte ich gut gelernt, dass ich erst dann für mich selbst leben durfte, wenn es dem, für den ich zu sorgen hatte, gut ging. Nun war Dr. L. der bedürftige »Papa«, die bedürftige »Mama«; meine Fürsorge, zunächst hochwillkommen, wurde später als Zudringlichkeit, Gier, Unersättlichkeit verurteilt. Und die fürsorgliche Patientin fand den Absprung viel zu spät.

Die Welt ist gespalten in Menschen, die den Krieg kennen, und solche, die ihn nur aus Büchern, Filmen oder von Aufmärschen her kennen. Seit dem Kriegsende, gerade fünfzehnjährig, lebte ich in einer Rumpffamilie mit Mutter, Großmutter, Tante, Großtante und einem jüngeren Vetter, einem behinderten gehassliebten Kind. Mein tägliches Zubrot war der Refrain ihrer maßlosen Trauer, was mich bedrückte, oft hoffnungslos machte. Nach meinem Abitur forderte meine Mutter, dass ich sie nicht verlassen dürfe, um eigene Wege in mein Leben zu suchen, weil sie ja so viel mitgemacht hatte. So blieb ich bei ihr, wie ich dann viele Jahre später wider besseres Wissen in der Therapie bei der »bedürftigen Mama« blieb. Und der Analytiker war derweil in die Rolle meiner Mutter geschlüpft, auch er wollte mich nicht gehen lassen.

Und noch etwas ist mir bei allem Nachdenken klarer geworden: Sicherlich aus Unbedachtheit hatte Dr. L. mich »angetriggert«, das heißt, in dem Moment, in dem er meine Hand gehalten hatte, hatte er verschiedene Erinnerungen in mir aktiviert, wenngleich ich keinen bewussten Zugang dazu hatte. Es war die bedürftige »kleine Margret«, die das Gehaltenwerden eines liebenden, Halt gebenden »Papa« mit Dankbarkeit und Erleichterung erlebte. Aber gleichzeitig gab es einen verborgenen Nachhall aus der Seele des jungen Mädchens, der jungen Frau, erinnernd an Übergriffigkeit und Missbrauch und die panische Angst vor einer Wiederholung dessen. Dieses »nichtwissende« Fühlen hat dann vermutlich den inneren Tumult ausgelöst. Die erwachsene Patientin indessen verstand ihre maßlose Sehnsucht nach dem Therapeuten und das gleichzeitige innere Chaos nicht, denn sie wusste und hatte es mehrfach geäußert, dass sie »ihn privat keine drei Tage aushalten würde«. Überdies hatte sie im Kopf, dass Berührungen dieser Art nicht Teil einer Analyse sind.

Diese Anteile, einerseits meine Hinnahme des Übergriffs durch den Therapeuten, andererseits meine Sehnsucht nach ihm, mein Klammern, danach die mir anerzogene Fürsorge für andere, wurden anfänglich gespeist von meiner völligen seelischen und körperlichen Erschöpfung vor dem Tod meines Mannes und in der ersten Zeit meines Witweseins. Da ich emotional ausgehungert war, trug das zu meinem Verhängnis bei. Der Tod des Ehemannes ist schon im alltäglichen Leben einer Frau eine große Belastung. Darum kann ich das Vorgehen von Dr. L., wenn er doch »noch nicht firm« war, weiterhin nicht verstehen. Denn in dieser Zeit meiner Ungeschütztheit und tiefen Trauer, meiner Hoffnung auf innere und äußere Neuorientierung mithilfe der Therapie benutzte er mich zum Ausprobieren dessen, was er in der Körpertherapie-Ausbildung gelernt hatte.

Aus Liebe frisst der Wolf das Schaf

> Es ist eine alte Geschichte,
> Doch bleibt sie ewig neu;
> Und wem sie just passieret,
> Dem bricht das Herz entzwei.
>
> *Heinrich Heine*

»Es scheint mir, dass Sie auch in religiöse Erfahrungen und Übertragungen hineingeraten sind, ... aber davon ist kein Sterbenswörtchen zu finden.« Als ich diesen Hinweis in einem wohlwollenden Brief an mich las, geriet alles in mir in Aufruhr. Was ich lange Zeit in mir getragen, war wieder ins Bewusstsein gedrungen, wollte bedacht und nun auch beschrieben sein, obwohl es nach meinem Empfinden nichts mit religiöser Übertragung zu tun hatte. Allerdings ist, was ich nun erzähle, in diesem religiösen Milieu angesiedelt. Es ist wirklich eine ganz alte Geschichte, die damit beginnt, dass zwei Kinder, mein Bruder und ich, aus eigenem Antrieb jeden Sonntag in den Kindergottesdienst gingen. Dass dies in der Hitlerjugend verpönt war, störte uns nicht. Wir verehrten und liebten unseren Pastor Möller, um den wir tief trauerten, als er kurz nach Kriegsbeginn an der Front fiel. Unser nächster Pastor Martin Nass, ihn liebten und verehrten wir gleichermaßen, starb später ebenfalls im Krieg. Hernach in der Kinderlandverschickung gab es für mich keine religiöse Unterweisung, ich erinnere mich nicht, deshalb etwas vermisst zu haben. Ich war krank vor Heimweh, beherrscht von Angst um meine Familie.

Nach der Flucht hatte ich im Februar und März 1945 sechs Wochen Konfirmandenunterricht und wurde konfirmiert. Ich kannte unseren Pastor aus Kindertagen und -ferien, er gehörte zum Dorf wie die Nachbarn, der Posthalter, der Gemeindediener, der die große Glocke schwang, wenn er etwas Amtliches zu verkünden hatte. Etwa ein Jahr nach der Konfirmation begann ich, im Kirchenchor mitzusingen. Der Pastor, eine Schulkameradin hatte ihm den Spitznamen »Hochwürden« gegeben, war ein guter Prediger, ein gebildeter, hochmusikalischer Mensch, der vor allem Klavier und Orgel spielte, komponierte und den Chor leitete. Ich ging gern in die Pfarre zur Probe. Wir saßen dann alle im Wohnzimmer, dem im Winter einzigen warmen Raum; Herr Preuß sang mit einer wunderbaren Bassstimme, Herr Schick hatte einen schmelzenden Tenor. Ich kam in eine Erwachsenen-Welt, die ich bis dahin so nicht gekannt hatte. Und in diesem Kreis war ich nicht mit dem Makel eines Flüchtlings beschwert, dank meiner Vorfahren »gehörte ich dazu«. Es war ein Abend in der Woche, an dem meine Mutter erlaubte, dass ich fortgehen durfte. In dieser ersten Nachkriegszeit gab es sonst keine Abwechselung im Dorf für junge Menschen. Wenig zu essen und zu trinken, kaum Kohle zum Heizen, keinen Strom am Abend, das hieß im Winter lange Dunkelheit. Chor bedeutete Abwechselung.

Später dann, als ich fürs Abitur lernte, ging ich zu »Hochwürden« zum Nachhilfeunterricht in Latein. Ich war nun verständiger, sehr wissbegierig, bildungshungrig, interessiert an Gesprächen. Für »Hochwürden« »ein gefundenes Fressen«. Eines Abends, als ich mich verabschieden wollte und ihm gegenüberstand, gab er mir nicht die Hand, sondern hob mit seiner Rechten mein Kinn ein wenig und küsste mich auf den Mund. Tiefes Erschrecken, Fassungslosigkeit, aber auch Faszination verwirrten mich, und ich hörte ihn sagen, wie schön ich sei, wie viel mein Dasein ihm bedeute, wie sehr er mich liebe.

Ich erinnere mich nicht, ob ich etwas geantwortet habe, ich rannte nach Hause, weil ich wusste, wie sehr Mutter und Großtante auf mich warteten; aber sie würden auch fragen, über was wir heute gesprochen hätten. Im Durcheinander meiner Gefühle lief ich über den Kirchhof, mit diesem Tumult im Inneren, voller Glück auch, denn noch nie hatte ich erlebt, gehört, dass ein Mensch mich liebt, schön findet. Noch nie! – Es gab keine Seele, der ich davon hätte erzählen können, die Mädchen in meiner Klasse kannte ich nicht lange genug, im Dorf hatte ich keine Freundin. Und »Hochwürden« war 40 Jahre älter als ich und hatte eine Frau. Es musste mein Geheimnis bleiben.

In der nächsten Chorprobe gab »Hochwürden«, den ich niemals Karl nannte, mir einen langen, mit der Schreibmaschine geschriebenen Brief. Von meinem Vater, der alles auf der Maschine schrieb, war ich das gewohnt, deshalb war ich nicht irritiert, meinen ersten Liebesbrief in dieser Weise zu bekommen. Im Laufe der Wochen folgten viele solcher Briefe, die ich beantwortete und die wir bei den jeweiligen Treffen austauschten. Wenn wir allein waren, kam es immer wieder zu Zärtlichkeiten, nach denen wir beide uns sehnten. Aber es war Winter geworden, wir konnten uns nur in der Pfarre treffen, das Dorf hatte tausend Augen. Als »Hochwürden« anfing, mich zu mehr Intimität zu drängen, schreckte ich bis dahin Unberührte in bangem Erkennen zurück. Sexualität wollte ich nicht! Doch gibt es für einen Mann etwas Verlockenderes als Keuschheit, die sich schließlich ergibt? Ich gab nach und fand »es« abstoßend, grässlich! Ich bat ihn, mich freizugeben, nahm alle Schuld auf mich, weil ich mich ja verweigerte und doch immer gesagt hatte, dass auch ich ihn liebe. Immer wieder bedrängte er mich, schrieb, redete. Schließlich ging ich nicht mehr ins Pfarrhaus.

Die Frau Pastor kam, sie besuchte wie gewöhnlich Mutter und Großtante, und fragte: »Warum kommt denn Margret gar nicht mehr? Mein Mann vermisst sie so, er unterhält sich so gern mit ihr!« Und ich bekam zu Hause den Auftrag, wieder zu »Hochwürden« zu gehen. Hin und her, ich ging. Die Frau Pastor meinte, als ich eintrat: »Wie schön, dass du kommst, da ist mein Mann nicht allein, wenn ich im Dorf ein paar Besuche mache.« Als ich mich endlich von ihm nicht wieder so bedrängen lassen wollte und ihn um die Trennung unserer intimen Beziehung bat, sagte er ergrimmt, er würde zu meiner Mutter gehen, ihr erzählen, was für ein Früchtchen ich sei, und dann könne ich was erleben. Kurz zuvor hatte meine Mutter mir angedroht, wenn das Gerücht wahr wäre, dass zwischen »Hochwürden« und mir etwas liefe, wäre das Tischtuch zwischen uns für alle Zeit zerschnitten.

Ich versuchte mich umzubringen, wachte im Krankenhaus auf und wurde vom Stationsarzt dahingehend belehrt, dass ich froh sein solle, nicht geschwängert worden zu sein. Danach kam ich in ein Kurheim in psychiatrische Behandlung. Meine Mutter war in dieser Zeit zur Kirchenleitung nach ... gefahren, hatte »Hochwürden« angezeigt, die Briefe vorgelegt. Als ich nach der Kur zurückkam, hatten Pastors das Dorf bereits endgültig verlassen.

Ich erlebte, was Spießrutenlaufen ist.

All dies war früher schon in der Therapie bei Dr. L. besprochen worden, doch das Wichtigste war mir nie deutlich geworden. Ich vermute, dass es kein Thema war, sonst wüsste ich es: *meine Grenzen*, die ich als Kind, als junges Mädchen und auch später nicht kannte, weswegen ein anderer sie ohne großen Aufwand überschreiten konnte. So werden mir jetzt erst Parallelen zu meinem Erleben bei Dr. L. deutlich: Es war die Überrumpelung, mit der ich gewonnen werden sollte. War sie aus männlichen Bedürfnissen geboren? Dazu kam eine Ähnlichkeit beider mit meinem Vater, ihre Musikalität. Beide »Einbrecher« in mein Leben waren verheiratet, beider Frauen kannte ich; während die eine für ihren Mann kuppelte, hatte Dr. L.

mir von der Eifersucht seiner Frau erzählt. (Einmal hatte Dr. L. zu mir gesagt: »Kleine Mädchen sagen oft: Wenn ich groß bin, heirate ich den Papa. Aber der Papa hat schon eine Frau.« Wie schön wäre es gewesen, wenn er ein »Vater« gewesen wäre, den ich mir selbst hatte aussuchen dürfen! Ein andermal hatte Dr. L. mir gedeutet, dass ich in »Hochwürden« eher einen Vater als einen Sexualpartner gesucht hätte.) Beide lehrten mich viel, und ich war eine gelehrige, wissbegierige Schülerin. Sie verlockten mich, mich ihnen anzuvertrauen. Beide wollten ihre Ziele erreichen: Nähe für sich, dazu Sexualität der eine, Erproben körpertherapeutischer Praktiken der andere. Beide wollten mich festhalten, als ich gehen wollte. Beide hatten große Angst, dass ihr Fehlverhalten offenkundig würde. Von beiden habe ich mich benutzt und gedemütigt gefühlt.

Der Satz, dass ich in religiöse Erfahrungen und Übertragungen hineingeraten sei, hatte diesen Aufruhr in mir ausgelöst, der nun zwar wieder besänftigt ist, doch denke ich weiterhin viel über den Begriff nach und merke die Unruhe, die mich dabei befällt. Vielleicht wirft der nun folgende Absatz ein schwaches Licht auf das, was ich glaube als religiöse Übertragung bezeichnen zu können. Im Grunde aber ist mir dieser Bereich noch immer verschlossen.

In einem Buch, das Dr. L. mir geliehen hatte (vermutlich: Peter Schellenbaum: *Gottesbilder*) hatte ich den Satz gelesen, dass wir Gott nicht persönlich begegnen, dass er aber durch einen Menschen für uns hindurchscheinen könne. Hier hatte ich mich verstanden gefühlt, diese Erklärung hatte mich angesprochen. Ich hatte in einer Therapiestunde zu Dr. L. gesagt, dass er für mich ein solcher Mensch sei, wie auch mein Mann es früher für mich gewesen wäre. Ich erinnere mich nicht mehr an die Antwort. Im Nachspüren heute meine ich, dass meine Sehnsucht glaubte, wenn ich mich schon im Leben nicht verankert fühlte, ich wenigstens von Gott gesehen sein wollte. Kardinal Lehmann drückte es so aus: »Gott ›sieht uns an mit einem Sehen, das dem Unseren nicht gleicht‹. Er sieht und durchschaut den Menschen mit all seiner Schönheit und Würde, auch mit seiner Vergänglichkeit und Unzulänglichkeit.«

Die Worte, die Catherine Pozzi in einem ihrer Gedichte für Paul Valéry schreibt: »Durch dich hindurch gehe ich zu Gott«, sind ein anderes

Abbild meines damaligen Wünschens. Ich hatte für oder durch einen anderen Menschen gelebt, diesen als meine Brücke zum Leben betrachtet, da ich meinte, dass mein Lebensschiff keinen Anker habe, nicht fest gegründet sei. Gelegentlich hatte ich darüber nachgedacht und war der Ansicht gewesen, dass Gott von mir und meiner Existenz nichts wisse. Nun meinte ich, dass Dr. L. mich »gesehen« habe, und so hatte ich wohl im Innersten gehofft, dass ich mit seiner Hilfe dorthin geführt werden könne, wo Erlösung möglich ist, soweit Menschen sie einander zu geben vermögen: zu meiner Befreiung in ein eigenständiges, ungedemütigtes Leben.

Damit komme ich noch einmal zurück auf meine Gespräche mit Dr. M. In den verschiedenen Sitzungen – über die Zeit bei ihm verteilt – hatte er mir unter anderem gesagt, dass das Schicksal mich angesprochen habe, indem es mich zu Dr. L. geschickt hätte. Durch ihn seien in der Therapie tiefste Schichten meiner Seele angesprochen worden, die nach einer Antwort verlangten. Ich ersehnte wohl eine Antwort von Gott, in Stellvertretung jedoch fragte ich Dr. L., nicht, weil der Gott sei, sondern weil er mir von Gott als Gefährte durch meine Seelenwirrnis zugesellt worden sei. Diese Liebe hätte ich geschenkt bekommen, damit der Weg zu mir selber auffindbar würde. Weiter: Ich sei ein Werkzeug Gottes, ich hätte an Dr. L. und an mir eine Aufgabe zu erfüllen. Ich solle getrost sein, Gott sähe mich, Er habe mir diese Aufgabe gegeben, damit ich den Weg zu Ihm suche und finde. Mein tatsächlicher Wunsch an Dr. L. sei die Bestätigung meiner Identität und die Hoffnung, dass er ein Gehilfe Gottes sein könne. »Ihr Weg ist ein heiliger Weg. Sie werden erleuchtet werden.« Aber mein Golgatha sei noch nicht erreicht.

Wegen des leidvollen Erlebens in meiner Therapie bei Dr. L. war ich Hilfe suchend zu Dr. M. gegangen, verzweifelt und voller Todeswünsche. Nun manipulierte mich Dr. M. mit diesen religiös verbrämten Worten, die zu diesem Zeitpunkt längst gescheiterte Therapie bei Dr. L. fortzusetzen und damit meine und seine Leidenszeit zu verlängern und zu verschlimmern. Es sieht so aus, als habe Dr. M. mir aufgetragen, ich solle meine Therapie bei Dr. L. auf keinen Fall abbrechen, weil Gott wolle, dass ich an ihm eine Aufgabe erfülle. Leider war ich immer noch ein folgsames, vertrauensseliges Kind.

Zeit der Häutung

Mein Augenlicht ist nichts mehr wert,
auch das Gehör geht langsam ein,
bald werde ich so sinnlos sein
wie ein verbrauchtes Gruben-Pferd,
doch niemals so ergeben.

Christine Lavant

B. war Vater geworden. Dies zu hören, war wie ein Schock für mich. Ich war tagelang voller Eifersucht und Neid auf dieses Kind. Vor meinem inneren Auge sah ich B. das Baby halten und tragen, es baden, wickeln, füttern. Ich sah ihn mit der Kleinen schmusen und schäkern und begriff meine Eifersucht nicht, meinen Neid, weil seine Tochter ihn berühren darf. Es war ein Aufatmen, als ich merkte, dass ich diese Gefühle gewiss schon einmal als kleines Mädchen gehabt hatte, als nämlich mein jüngerer Bruder geboren worden war. Meinen damaligen Geschwisterneid erlebte ich nun mit erschreckender Vehemenz. Ich verspürte plötzlich Angst, dass B. mich um des Neugeborenen willen nicht mehr so wie bisher annehmen würde. In meiner Kinderzeit war es meine Mutter, die mich um des jüngeren Bruders willen abschob. Mein Kopf arbeitete präzise, erkannte die Falle, in der ich saß: Es gibt Bagatellen, die man auch über Jahrzehnte hin nicht vergisst. Doch das Gefühl der Angst vor dem Abgeschobenwerden war wiederum so viel stärker als meine Erkenntnis. Es ist ein ganz großes Privileg, dass ich in B. einen Menschen habe, dem ich vertraue, den ich fragen kann und der mir Antwort gibt. In unserem Gespräch wurde mir deutlich, dass ich meine Liebe zu Dr. L. meist als Erwachsenen-Liebe gespürt hatte, jetzt konnte ich meine Gefühle auf ihren Ursprung zurückführen, konnte endlich die ganz kleine Margret, die »immer nur gebrüllt hat« in Gedanken aus ihrem Kinderwagen heben und an mein Herz nehmen. Und den Schmerz der Jetztzeit spüren.

In der Therapie hatte Dr. L. mir einst vorgeworfen: »Ihre Nähewünsche sind Ihre Form der Attacke!« Und brav hatte ich geantwortet:

»Ja, das stimmt.« Mir war bei seiner Deutung eingefallen, dass meine Mutter mir mehrmals erzählt hatte, ich sei nach der Geburt meines kleinen Bruders ein fürchterlicher Quälgeist gewesen, hätte ihr keine Ruhe gelassen, sich zu erholen, sei ständig um sie herumgelaufen und hätte um Zärtlichkeit gebettelt. Später hatte ich zu Dr. L. gesagt, dass meine Mutter nicht angemessen mit mir umgegangen sei, so wie er, der Therapeut, mit meinen Gefühlen auch nicht adäquat umgehe, nicht sähe, was ich brauche.

In dem Buch von Tilmann Moser, *Berührung auf der Couch*, las ich auf den Seiten 112 bis 115 eine Fallbeschreibung, die mich fatal an mein Erleben in der Therapie bei Dr. L. erinnerte. Moser deutet das suchtartige Abgleiten der Berührungs- und Anklammerungswünsche einer Patientin als Ersatzbedürfnis zur Niederhaltung der Angst. Diese Seiten schickte ich als Fotokopie an meinen ehemaligen Analytiker. Er sollte wissen, dass ich immer noch nach den Ursachen des Misslingens meiner Therapie suchte, und das schrieb ich ihm auch. Er schrieb zurück, dass er die Seiten erhalten und mit Interesse gelesen habe; und auch dieses kurze Schreiben zeugte wieder von der Unnahbarkeit, Sprödigkeit und Erkenntnisverweigerung meines früheren Therapeuten. Vom Schmerz des Opfers, meinem Dornenpfad, war erneut keine Rede. Aber das spielt letztlich keine Rolle mehr. Diese ganze Geschichte ist traurig genug. Ich lebe, ich habe es geschafft, alles was danach kommt wird auch noch zu überwinden sein. Das an Enttäuschungen gewöhnte Herz weigert sich noch, Optimismus einzulassen.

4. Nachlese

Schatten von gestern

Du weißt, der Winter und der Schmerz sind nichts, was uns umbringt.
Hilde Domin

Wo *Es* war soll *Ich* werden. Diesen beschwerlichen Weg werde ich noch eine Zeit lang gehen.

Psychoanalytiker stellen sich selbst unter einen besonderen Anspruch. Dieses Wissen ließ mich hoffen, dass in der Fachgesellschaft meines Therapeuten mein Anliegen gründlich und ernsthaft diskutiert würde. Doch wie streng und sachlich wird in einer Ethikkommission geprüft? Ist eine Ethikkommission, die sich der Ethik verweigert, deren Umsetzung sie zu überwachen hat, für diese Aufgabe geeignet? Lange Zeit war ich vertrauensvoll auf der Suche nach Klärung, Entbürdung und Aussöhnung mithilfe dieser Autorität. Aber da sich niemand von meiner Verzweiflung und meinen Worten beeindrucken ließ, begann ich desillusioniert mit diesen Aufzeichnungen, die meine Erfahrungen einem größeren Kreis zugänglich und mein Erleben hoffentlich einfühlbar machen. Ja, nun drängte es mich geradezu zu diesen Geständnissen. Nach Jahren des Schweigens, in denen die Wahrung meines innersten Geheimnisses absolut geboten schien, brach es aus mir heraus, als ob ich meine Geschichte unter allen Umständen erzählen müsste, auch wenn ich damit ein Opfer bringe.

Bei diesem In-Worte-Kleiden und Zu-Papier-Bringen meiner Situation war es mir oft so, als ob ich neben mich treten und plötzlich meine Gefühle, mein Verhalten wie mit fremden Augen als eine peinliche Naivität sähe. Andererseits war eine Zeit lang das Nachdenken, Beschreiben, Formulieren auch eine Möglichkeit, mich Dr. L. nahe zu fühlen, obwohl er nicht anwesend und für mich nicht mehr erreichbar war. Dieses Lebendigmachen von Vergangenem erschien mir zuweilen wie ein langsam schwindender Vorrat an Glück, den ich so lange wie möglich bewahren wollte, um davon zu leben. Ich wusste jedoch all die Zeit, dass ich die Geschichte meines Abschieds aufschrieb. Damit habe ich versucht, das Unsägliche ins Sagbare zu überführen, mich in die Dinge zu ergeben, wie sie sind, und die Hoffnung auf das heilende Wort aufzugeben. Ich wollte wieder Farbe und Licht in mein beschädigtes Leben einlassen können.

Das Schicksal hatte an meine Tür geklopft und mich auf den Weg zu mir selbst geführt. Deshalb geht es in meinem Bericht nicht um die Darstellung von Schuld, sondern um das Sichtbarmachen von Verstrickung in das Schicksal des anderen. Oft habe ich mich gefragt: Ist es besser zu trauern oder wäre es besser, diesen geliebten Menschen nie gekannt zu haben und mithin nicht trauern zu müssen? Erst allmählich begreife ich auch das Glück und den Weg jener bitteren schönen langen Jahre.

Und ist doch ein Geschehen, für das ich noch immer keinen Namen habe.

*

Es ist mein Anliegen, zu beschreiben, dass ich die Bejahung in meinem *So-Sein* nicht mehr von einem anderen Menschen erhoffe, sondern Versöhnung mit mir selbst und dem von mir Erlebten mein Bestreben bleibt. Denn noch immer liebe ich meine nunmehr verdunkelte Liebe zu Dr. L. – auch wenn sie neuerdings keinen Empfänger mehr hat –, die mir, bei all meiner inneren Zerbrochenheit, die Erweckung der Vielfalt meiner Gefühle geschenkt hat. Ich kann sie nur im Zusammenhang mit ihm sehen und erleben und verdanke sie dieser Therapie und damit auch ihm.

Rückschau

Für Eva, in Dankbarkeit und Liebe

Ich möchte Leuchtturm sein
in Nacht und Wind –
für Dorsch und Stint,
für jedes Boot –
und bin doch selbst
ein Schiff in Not!

Wolfgang Borchert

Es ist so spät! Warum erst jetzt? Wer bin ich, wer war ich in all den langen Jahren meines Lebens? Meine Sehnsucht, mein Suchen nach Verständnis erfüllt sich nach und nach, ohne Plan, einfach so. Plötzlich lese ich zufällig ein paar Sätze und es ist, als hätte der Blitz eingeschlagen, der Blitz der Erkenntnis.

Lange Zeit hatte ich mein Trachten nach Versöhnung mit dem mir Angetanen, mich Verstörenden, mit dem »Täter« für gut, notwendig, je »edel« gehalten. Nun haben mich wenige Worte überzeugt, dass der Wunsch nach Versöhnung nichts anderes meint, als mich vom »Täter« doch noch geliebt zu fühlen.

Ich erstarre. Nein! Nicht von ihm, dessen Zuneigung ich einst so heiß ersehnt habe, will ich mich jetzt noch geliebt fühlen. Mich selber lieben, so, wie ich eben bin, das ist es, was ich gesucht habe. Ich selber sein zu dürfen, ohne die Angst, abgelehnt zu werden, ohne mich verbiegen zu müssen, Opfer anzubieten, mich dienstbar zu zeigen, um entlohnt zu werden, wenn auch dürftig oder gar widerwillig. Doch was an mir ist denn liebenswert?

Diese Einsicht tut mir weh, tut gut. Tut weh, weil das Gebäude meines Lebens in den Grundfesten erschüttert ist; Versäumtes, Unwiederbringliches vergeudet wurde. – Tut gut, weil doch für die letzte Spanne dieses Lebens keine Angst mehr mein *So-Sein* einengen, bedrängen, verbiegen soll. Ich darf so sein, wie ich bin. Wer hat es mir erlaubt? Bisher war ich von der Vergangenheit mit all den Verboten, Zuschreibungen, Forderungen und Appellen gefangen gehalten. Ich war umzingelt von »besser wissenden« alten Frauen, von meinem verlustgeängstigten Ehemann, und dann von einem übergriffigen Analytiker.

Ich war nie gerne *ich*. »Zerren Sie nicht so viel an sich herum«, hatte mir ein für mich sehr wichtiger Arzt gesagt, bei dem ich 1954 das »Autogene Training« erlernen wollte. Doch wann und wo beginnt die innere Biografie eines Menschen? Seit wann war ich nicht gerne *ich*? Darüber sinne ich heute zum ersten Mal nach.

Das kleine Mädchen Margret war ein wildes Kind, so erinnere ich mich. »Du hast nur gebrüllt als Baby, während deine Brüder schon im Kinderwagen gelacht haben«, sagte meine Mutter später. Ich konnte es ihr vom Beginn meines Lebens an nicht recht machen. »Vati hat dich nicht angeguckt, ehe du nicht laufen und sprechen konntest«, war eine andere Aussage von ihr im Hinblick auf meine frühe Kindheit. Ich denke, in dieser Zeit entstand mein Lebensprogramm: Nur wenn ich es allen recht mache, genehm bin, werde ich geliebt. Wie sollte ich mich lieben, wo ich doch vieles gegen mich tun musste? Brav, leise, hilfreich, nicht neugierig, *niedlich* sein! Dabei wollte ich wie mein großer Bruder sein, stark, mutig, schnell.

Noch bin ich nicht bei mir »verortet«, in mir »zu Hause«. Ich sehe zuerst den anderen, dann erst mich; doch ich *fühle* zuerst mich, dann den anderen. Mein Denken ist emotional, will ich rational denken, muss ich erst umschalten. Diese Trennung von Gefühl und Verstand birgt die Gefahr in sich, dass ich in manchen Situationen ganz aus der Emotion heraus handele und zu sehr auf das Erleben oder einen anderen Menschen fixiert bin; und erst hinterher – oft zu spät – erkenne, was da gerade geschehen ist. Das kann schmerzvoll sein.

Es kommt mir vor, als sei mein Gefühl von Beginn an von Angst und Sehnsucht bestimmt. Angst, etwas falsch zu machen und dafür bestraft zu werden; erwischt zu werden bei Unerlaubtem, Unzüchtigem, Träumereien, Schwäche, Blindheit anderen gegenüber. Immer war ich allein mit meiner Angst. Dies alles ist nah und unvergessen, denn nun kehren die Eindrücke jener Jahre beim Schreiben dieses Textes zurück und ich frage mich, in welchen Winkeln meines Bewusstseins sie sich versteckt gehalten hatten. Das Gefühl von Verlorenheit und Verlassenheit begleitet mich. Ich habe nicht gelernt, dazuzugehören und doch bei mir zu bleiben. Sogar unter den Menschen, die ich schon lange kenne, fühle ich mich immer fremder werden.

Ich habe Heimweh nach einem Ort, den es nicht gibt, Sehnsucht nach einem Menschen, den ich nicht kenne, und will doch nie wieder abhängig sein. Ich bin so frei, dass ich nirgendwo hingehöre. Ich genüge mir nicht. Ich werfe meine Angel aus, ich locke mit Nahrung und gehe doch leer aus. Ich nähre andere und hungere im Stillen. Ich verschenke Wissen und Wärme und friere im Unbehaustsein unter dunklen Wolken. Manchmal habe ich das Empfinden, mit einer Schuld belastet zu sein, die ich nicht kenne, die mich aber bedrückt, und von der ich befreit sein möchte. Doch wer wird mich von einer »Schuld«, die es nur in meinem Gefühl, nicht in meinem Wissen gibt, freisprechen?

Noch nie hatte ich den Eindruck, einem anderen Menschen ein gleichwertiges Gegenüber zu sein und als solches geachtet zu werden. Ich kante fast nur »Liebkind« zu sein, mich anzubiedern oder mich meinerseits abzuwerten. Ich war es gewohnt, Respekt oder auch Furcht zu haben vor Personen, die »über mir standen«. Zum Beispiel vor einem Mann, denn ich war »nur« eine Frau; vor einem Akademiker, und ich hatte nicht studiert, einem Menschen in einem angesehenen Beruf und Umfeld, denn ich war ja eine Hausfrau ohne Besitz, ohne Kinder.

Dann hatte mich Dr. L. mit all seinen Zurückweisungen herabgesetzt; wie sollte ich da meinen Selbstwert, meine Eigenständigkeit entwickeln, wonach ich aber suchte, derentwegen ich zu ihm zur Therapie gegangen war?

Es war meine Sehnsucht, so gesehen zu werden, wie ich bin, anerkannt zu werden in meinen Stärken und Schwächen. Ja, ich habe mich angeboten, benutzt zu werden, ich habe aus dieser Sehnsucht heraus gegeben, geschenkt über mein Vermögen hinaus. Nur Philipp hat mich geliebt und gebraucht, dies zu wissen, zu spüren, zu erinnern empfinde ich als Segen und Güte des Geschicks. Ich bedauere, dass ich aus meinem Leben nicht mehr »gemacht« habe, mich stattdessen in eine langjährige Krankheit geflüchtet habe und dann in das Leben als Ehe- und Hausfrau. Nie habe ich etwas Außergewöhnliches gewagt. Für mich selbst zu sorgen lerne ich jetzt. Als wäre Zuhören mein Part, ernähre ich mich immer noch vom Vertrauen, der Bürde, dem Leid anderer; an deren Freuden habe ich selten teil, da bin ich überflüssig, da sind attraktivere Menschen zur Stelle. (Vergiss nicht, dass du eine Witwe bist, war mir einst gesagt worden.) Und lieber gehe ich fort, als dass ich übersehen oder nicht wahrgenommen werde, denn mir zuhören mögen nur wenige Menschen.

Bis in mein 26. Lebensjahr hinein habe ich in einer Diktatur gelebt, mit wechselnden Machthabern zwar, aber mit den gleichen Methoden Angst zu verbreiten. Ich habe das Leben als Leiden kennengelernt und gelernt achtsam zu sein mit dem, was ich sage und denke. Ich musste lernen, Vorsicht und Neugier unter einen Hut zu bringen, nichts auszuplaudern und nicht all zu vertrauensvoll zu sein, was ja meiner Bedürftigkeit nach Zuwendung zuwiderlief. Ich hatte Unfreiheit von der Pike auf gelernt, war es da nicht logisch, ein Leben in Unfreiheit als »normal« zu empfinden?

Ich singe, wenn ich Auto fahre; ich singe an gegen die Verzweiflung. Ich singe, was mir in den Sinn kommt, auch alte Lieder aus der »Jungmädel-Zeit«, alle Strophen, auch zweimal nacheinander. Und wenn ich aussteige, zeige ich »Haltung«. Ich trage die Last von Missbrauch und vielen Toten mit mir herum, von Heimatlosigkeit und Verlust. Und manchmal überschwemmt mich das Gefühl von Hilflosigkeit, Trauer und Sehnsucht nach Geborgenheit, und dann muss ich aufpassen, dass ich nicht falle und handlungsfähig bleibe. Lassen sich Gräuel vergessen? Wie befreie ich mich aus all der Spannung? Doch ich will nach vorne schauen und nicht bei anderen suchen, was ich mir selbst geben möchte, sollte.

War ich all die Zeit nur eine Marionette? Eine willfährige Person, die bereitwillig Wünsche, Anforderungen, Zumutungen erfüllte? Ich war von starken Emotionen geprägt, positiven wie negativen, ich war oft voller Zorn, was alles von mir erwartet, ja, verlangt wurde, und hatte nicht gelernt *Nein* zu sagen. Ich war gedrillt worden, zu bedenken, was andere Menschen von mir meinen könnten, das war eine riesige Verunsicherung. Das machte mich schon früh einsam. Oft fühlte ich mich unverstanden, meine Erklärungen wurden mit »Aus, Schluss, Ende« in der Familie abgewürgt.

Von meiner Angst weiß ich viel zu berichten. Seit meinem siebenten Lebensjahr schrie ich nachts im Traum, dafür wurde ich bestraft mit Essensentzug, Schweigen – letzteres war das Schlimmste. Dieses nächtliche Schreien, das mir viel Kummer einbrachte, verlor sich erst in der Ehe, als ich ungefähr 40 Jahre alt war. Zuerst war es die Angst des kleinen Mädchens, wenn ich ungezogen gewesen war: Angst vor meinem Vater, vor seinem Grobsein, vor seinen Schlägen mit dem Rohrstock; vor einem Gang in den Keller, um etwas für meine Mutter heraufzuholen; Angst vor dem Mittagessen, das ich unbedingt aufessen musste, auch wenn es »Ewigkeiten« dauerte; Angst vor dem Tod, der mir unbegreiflich war, den ich aber beim Sterben meines kleinen Bruders, meines Großvaters und bei den Kriegstoten in meiner Umgebung und den Bombenangriffen empfand und bangend miterlebte.

Mehrmals im Leben habe ich meinen Tod herbeigesehnt. Das waren Situationen, in denen ich keinen Ausweg mehr wusste, in denen ich mich verlassen, verloren, auch verachtet gefühlt habe. Jetzt ist mein Ableben in zeitliche Nähe gerückt. Ich denke darüber nach, versuche mir vorzustellen, wie es denn sein wird, mein Sterben. Und auch da ist meine Angst: vor Leiden, Schmerzen, Ausgeliefertsein spürbar; doch gleichzeitig zeigt sich die Gewissheit, dass es eines Tages gut sein wird, zu gehen. Und trotz allem glaubt mein Gefühl an einen glücklichen Ausgang, an kommende gute Jahre, an ein friedvolles Sterben.

In gewisser Weise finde ich es erleichternd, alt zu sein, viele Ängste, Kämpfe hinter mir zu haben. Nicht mehr überlegen zu müssen, was tue ich wenn … Am Abend ruhig den nächsten Tag zu erwarten, wenn auch ohne Hoffnung auf Beglückendes, aber eben auch ohne Furcht. Die mich umgebende Welt ist unruhig genug, und an meine Ufer schlagen die Wogen der Unruhe, des Kampfes, der Habgier. Wo finde ich Trost? Meine Erinnerungen sind kein Paradies. Doch dass es wieder Frühling sein wird, der Herz und Sinne erfüllt, das tröstet.

Wann habe ich mich gefreut? Wann war ich glücklich, fühlte ich mich entlastet? Ich suche in meinem Gedächtnis. Doch, es gab Situationen,

Momente, Pausen in meinem Leben, während derer ich mich erleichtert, entschwert, auch glücklich gefühlt habe. Nur lauerte im Hintergrund immer die Sorge: Die nächsten Schläge kommen bestimmt. Das ist manchmal auch heute noch so, denn die nächste Zurückweisung, ein Unglück, ein Notfall, sie kamen mit Sicherheit.

Die Freiheit, die ich nun gewonnen habe aus einer kurzen Erklärung, zufällig gelesen, sitzt fest in meinem Kopf. In meinem Gefühl scheine ich diese Abhängigkeit von Dr. L., die ich ja eine Zeit lang als Geborgenheit empfunden habe, zu vermissen (Juliane Jelinski, *Es war nicht deine Schuld*, S. 35).

Die Zeit meines mit Sehnsucht getränkten Verklärens des Therapeuten ist vorbei.

*

Hic Rhodus, hic salta

In der ersten Auflage meines Buches hatte Siegfried Bettighofer geschrieben, dass es gerechtfertigt sei, »hier von einem emotionalen und narzisstischen Missbrauch der Patientin durch ihren Analytiker zu sprechen» (S. 185). Horst Kächele schreibt in der Zeitschrift *PTT* (2/2011, S. 108): »Es ist ein Betrug, einer Patientin etwas zu geben, was nicht zu haben ist. Das jüngste Beispiel, das von der Betroffenen Margarete Akoluth ausführlich dokumentiert und publiziert wurde, zeigt erneut auf, dass Übertragungs-Lieben zu erwidern, sogar zu begünstigen, als narzisstische Inbesitznahme eines in seinen Rettungsfantasien verstrickten Therapeuten zu sehen ist.«

Beide Aussagen taten mir gut, ich fühlte mich gesehen, wenn nicht sogar rehabilitiert. Denn von Beginn des Konflikts mit Dr. L. an ging es mir ja um Erkenntnis und Verstehen. Beide Zeugnisse haben mir geholfen, waren nicht nur richtig, sondern im Hinblick auf die Auswirkungen genau. Und doch spreche ich heute lieber von einer Tragödie, einem Martyrium der Abhängigkeit, der Missverständnisse, der Angst vor Bloßstellung, gespeist vom Ehrgeiz des Analytikers.

So wenige Wochen vor dem Ableben meines von mir geliebten und jahrelang hinfälligen Ehemannes war ich gewiss in einem erbarmungswürdigen Zustand. Heute meine ich, dass Dr. L. mir damals wortlos mitteilen wollte, dass ich in ihm einen verständnisvollen, Anteil nehmenden Therapeuten hätte. Dass daraus eine Kette von Abhängigkeiten entstehen würde, die für mich – nach den vorausgegangenen gegenseitigen Abhängigkeiten von meiner Mutter und meinem Mann – nur mit Todesängtsen gelöst werden könnte, war nicht absehbar.

Diese »Liebe«, die aus der von mir unvorhergesehenen Berührung erwachsen war, verbrannte mich innerlich, machte mich glücklich, weil sie mich aus der inneren Einsamkeit nach dem Tod meines Mannes zu erlösen schien. Machte mich unglücklich, weil sie mich andererseits einsam werden ließ. Zu wem hätte ich davon sprechen, wen fragen können? War es doch »verboten«, eine Liebesgeschichte mit dem Analytiker zu haben. Wem hätte ich seine Annäherungsversuche preisgeben können? Wer hätte mir geglaubt, dass er »angefangen« hatte? Ich hatte ihm doch versprochen, ihn um nichts in der Welt zu verraten! Es war eine sprachlose Not, die kaum jemand bemerkte, die ich in mir verschloss. Es war, als lebte ich mir selbst entfremdet, als ob ich in zwei Leben existierte, in einem äußerlichen und einem inneren, und es war nicht leicht, das eine vor dem anderen zu schützen. Zwei Wirklichkeiten, die – gleich Zwillingen – miteinander verbunden und doch getrennt waren, die eine undenkbar ohne die andere.

Ich verstand diese Liebe nicht, ich war erfüllt von Zweifeln, Unglauben, Sehnsucht und Hoffnung, alles war so heillos miteinander verquickt. Dank der geduldigen, langmütigen analytischen und – wohl auch fragwürdigen – körpertherapeutischen Arbeit war es Dr. L. gelungen, Tore in mir aufzuschließen, sodass ich spüren konnte, ohne dies damals verstandesmäßig zu erfassen, welche Sehnsucht ich seit Kinderzeiten in mir getragen hatte und immer noch trug, als liebens- und lebenswert angenommen zu sein. Das Geheimnis meiner unbeschreibbaren alles überflutenden Sehnsucht nach Dr. L. war der Gefühlsausdruck dessen, dass ich endlich gemocht und schön gefunden sein wollte. Doch anscheinend genügten mir seine Worte dafür nicht.

Wie beschreibe ich meine Zweifel, meine Zwiespältigkeit, um verstanden zu werden, warum ich Dr. L. um einen Kuss gebeten habe? Lange hatte ich nach dem Zauberwort gesucht, das mich entbinden könnte. Und ich trug doch ständig diese unstillbare Sehnsucht nach ihm im Herzen, in allen Sinnen, im Bewusstsein, dass ich ihn im täglichen Beisammensein nicht würde aushalten können. Als er mich einmal gefragt hatte, ob ich mir vorstellen könne, dass ich ihn – wenn ich jünger wäre – geheiratet hätte, hatte ich erschrocken geantwortet: »Eine solche Verbindung wäre für mich undenkbar. Seinen Beruf, den sollte ich aushalten? Seine Introvertiertheit, seine Unnahbarkeit, seine Angst vor Nähe? Und dazu meine Wünsche nach Zuwendung?«

Das, was ich für meine »Liebe« gehalten hatte, war vielleicht nichts anderes als das brennende Verlangen, als Gegenleistung – Gegenliebe – den Wert zugesprochen zu bekommen, den ich ein Leben lang gesucht, gebraucht, vermisst hatte. War meine »Liebe« die Verkleidung eines Bedürfnisses? Dabei wusste ich doch, dass ich *frei* sein, *frei* werden wollte – frei für mich selbst. Ich wollte so sein dürfen, wie ich bin. Zu leben und zu lieben, ohne gebunden zu sein, und doch in dem Wissen, dass es einen Menschen gibt, der mich versteht, an den ich mich wohlgemut wenden kann. Doch diese Sicherheit fand ich nicht in mir, immer war da eine Unsicherheit, ob ich wirklich so sein, meine Gefühle, meine Lebendigkeit zeigen dürfte, die sich in mir angestaut hatten. Welche Verwirrung! Ich wollte Klarheit!

Mein Wunsch nach einem Kuss war die Peripetie, war wie ein verstörender Angriff, war – wenn auch nicht bewusst – so etwas wie ein Ultimatum. Hier sollte etwas klar werden, was bisher in der Schwebe gehalten worden war. Endlich sollte sich zeigen, ob die Einladungen des Analytikers wahrhaftig oder nur Gerede gewesen waren. Gerede, wie ich es aus Erfahrung heraus zur Genüge kannte. Ich wollte lieben dürfen, ohne gebunden zu sein, ohne die lebenslängliche Verpflichtung, für den anderen sorgen zu müssen, ohne dafür allezeit mit dem Verzicht auf mein eigenes Leben bezahlen zu müssen. Ja, einmal meine Gefühle, meine Lebendigkeit zeigen zu dürfen, ohne dafür büßen zu müssen. Liebe lässt frei, Abhängigkeit bindet. Ich hatte die Fesseln meiner Sehnsucht lösen wollen, brauchte die Sicherheit einer Entscheidung und bat ihn um einen Kuss. Heute erfasst mich Grausen bei dem Gedanken an das, was hätte sein können und nicht gewesen ist.

Bei Heinrich Racker (*Übertragung und Gegenübertragung. Studien zur psychoanalytischen Technik*, S. 131) las ich viel später etwas, das ich heute ungefähr so auffasse: »der Vater« (der so viel ältere Ehemann der

Patientin Margret) lag im Sterben; jetzt konnte er (der Therapeut) die »Mutter (Margret) haben«. Mit großer Nachdenklichkeit und Vorsicht gebe ich hier diesen Satz zu bedenken.

*

> Was sonst in Ehren stünde,
> Nun ist es worden Sünde.
> Was fang ich an?
>
> *Theodor Storm*

Als ich zurückgewiesen wurde, war ich sprachlos vor Entsetzen, war überflutet, gelähmt von Angst, Hilflosigkeit, Schuldgefühl, Todesnot, war völlig überfordert, wie versteinert. Ein Abgrund hatte sich aufgetan, in dem ich doch Haltung nach außen bewahren konnte, so war es mir ja von Kindheit an eingetrichtert worden. Was hätte ich gebraucht, was wäre gut für mich gewesen? Wenn irgendwann Worte gefallen wären wie: »Die kleine Margret ist erwachsen geworden! Ich freue mich darüber, dass Sie endlich Ihre Gefühle zeigen; auch wenn ich Ihnen keinen Kuss gebe!« Oder: »Welche Freude für uns beide, dass Sie so viel Mut haben, sich zu öffnen«, oder ähnliches.

Viele Jahre später meinte meine jetzige Therapeutin E.: »Dr. L. war wohl ganz nah dran an deinem Schmerz. Seine lange Arbeit mit dir hatte dein Vertrauen so gefestigt, dass du schließlich gewagt hast, dich wirklich zu zeigen. Und dann kam seine Angst.« Diese Erkenntnis traf mich wie ein Schock und wirkte viele Tage in mir. Jetzt endlich konnte ich innewerden, was damals geschehen war, und ich spürte eine tiefe Traurigkeit für uns beide, den Analytiker und mich.

Gleichzeitig blieb mein immer erneutes Fragen nach dem tiefsten Grund dieser scheinbar unauflösbaren Verstrickung, dieser Abhängigkeit, die mich bis zum grausam befreienden Ende festgehalten, geschädigt, entwertet hat. Bei meiner Suche fand ich den Satz, der buchstäblich in mich hineingefahren ist: »Die Behauptung, dass eine Form der Liebe eine angemessene und/oder heilsame Erwiderung auf das Leid des Patienten sei, steigert die Bedürftigkeit nur noch, indem sie auf den Analytiker einen unerträglichen Druck ausübt, der unglaubliche Spannungen auslöst« (Zwettler-Otte, *Entgleisungen in der Psychoanalyse*, S. 138f.). Nun erst konnte ich ahnen, welchem Druck Dr. L. damals hatte standhalten wollen.

»Ich war nicht reif und gefestigt genug«, hatte er sein Zurückweichen später erklärt. War es ihm deshalb verwehrt, mich mithilfe seiner Zuneigung erkennen zu lassen, wie sehr ich ein Leben lang dieses Erkannt- und Gesehen-Werden herbeigesehnt hatte? Vielleicht hätten meine seelischen Trümmer dann den Boden gefunden, auf dem die Wunden hätten heilen können? Damit wäre ich wohl imstande gewesen, mich – so wie ich bin – zu lieben. Nun war einmal mehr wiederholt worden, was mir so oft im Leben widerfahren war. Scheinbar war ich verantwortlich dafür, dass er meinen Gefühlen nicht gewachsen war. Warum konnte er seine Schwachheit nicht eingestehen, ich hätte sie ihm doch zugestanden? Ist denn ein Therapeut so gefangen in seiner Berufsethik, dass er den Anspruch an sich selbst hat, perfekt sein zu müssen?

Ich war gelockt worden, meine Gefühle zu zeigen, meine Wünsche zu benennen, und bekam dafür, wie manchmal schon früher im Leben die Bestätigung, dass ich nicht liebenswert, sondern zudringlich, gierig, undankbar sei. Im Alltag war ich völlig absorbiert und mit dem seelischen Überleben beschäftigt. In meinem Abgrund von Verzweiflung, des Nicht-Verstehens, meiner Angst vor Strafe, blieb ich verbissen in mein Erkennen-Wollen. Wieder fühlte ich mich diesem *Ja-Aber* ausgeliefert. So blieben wir beide auf den eingefahrenen Wegen. Dabei wäre es für mich so wichtig gewesen, wenn Dr. L. von sich gesprochen hätte: dass er erschrocken war, Angst vor dem Übermaß meiner Gefühle bekommen habe; von der Situation, die er im Grunde ja herbeigeführt hatte, überfordert gewesen sei und nun damit nicht recht umgehen könne.

So litten wir beide darunter und fanden trotzdem keinen Ausstieg aus unserer Verstrickung. Dr. L. hatte diese enge Bindung zu mir aufgebaut, aber wohl nicht bedacht, dass er mein Leid nicht wiedergutmachen, sondern es nur reaktivieren konnte. Vielleicht hätten wir dann gemeinsam das Unerträgliche fassbar machen können. Es war für mich unbegreiflich und sinnwidrig, ihn so sehr zu lieben, so offen für ihn, so angewiesen zu sein auf ihn – und dann eiskalt abgeschmettert zu werden. Es war wie die

Reaktivierung eines Todesurteils; ich war liebensunwert, verachtenswert, falsch. Dabei müssen Bedürfnisse gar nicht erfüllt werden, sondern wollen nur als wahr und berechtigt gesehen und anerkannt sein.

Heute erfüllt mich dieses Erinnern mit Trauer, Schmerz und auch Mitgefühl für zwei ratlose Menschenkinder. Wehmut, weil die Möglichkeit des Gesehen-Fühlens mich in ein leichteres Leben hätte entlassen können. Trauer über das Verpassen einer neuen Lebensmöglichkeit nach dem Tode meines Mannes. Doch als es damals geschah, war ich noch wie ein Kind, das nicht begreifen konnte, was es doch spürte, nämlich dass ich mich eher hätte lösen müssen aus dieser traumatisierenden Abhängigkeit. Doch zunächst hatte mich das Entsetzen wie leer gemacht, mit Gefühlen überflutet, gelähmt und überfordert. Verdammt zur Schuld. Erst viel später begann ich die Räume auszukundschaften, die sich mir in der Seele auftaten. Ich lernte langsam zu begreifen, dass der Schmerz nicht vergeht, nur weil ich seine Ursache endlich zu kennen glaubte.

Mein Bemühen zu begreifen dauerte viele Jahre, ja, auch heute noch forsche ich in mir und in Gesprächen mit meiner Therapeutin E. Sie las meine Tagebücher, weil ich so gern verstanden sein wollte und Erklärungen zu mir selbst mit ihr suchte. Damals hatte es der Analytiker verstanden, meinen Fragen mit Gegenfragen auszuweichen. Immer wieder fing er von seinen Grenzen an, gegen die ich scheinbar schuldhaft angerannt war. Meine Schuld war angeblich groß; mein Wunsch, mein Verhalten dem Therapeuten gegenüber unentschuldbar. Er habe sich doch so viel Mühe mit mir gegeben, warf er mir vor: »Und nun dieses«, hatte er gesagt. (Meine Angst, dass er mich 'rausschmeißen könne, hing wohl mit meiner Übertragung auf ihn = Vater und Mutter zusammen. »Vater« könnte mich 'rausschmeißen wollen, weil er mir Gewalt angetan hatte und damit schuldig geworden war, und Angst vor der »Mama« [Berufsverband] hatte [s. Wurmser, *Die Maske der Scham*, S. 37]. Mutter könnte mich 'rausschmeißen wollen, weil ich mit dem (Analytiker-) Vater Intimitäten ausgetauscht hatte. Ja, war ich doch verlockt und verführt worden, den »Vater« zu begehren!)

Lange Zeit verstand ich nicht, fragte, machte Vorwürfe, wollte verstehen, ihm zeigen, wie sehr ich mich ihm verbunden fühlte, ihn brauchte, ohne ihn nicht meinte weiterleben zu können, verstand meine Sehnsucht nicht, wollte ihm gefallen und brachte Geschenke, die mitzubringen er später halbherzig verbot.

*

> Denn das Schöne ist nichts
> als des Schrecklichen Anfang …
>
> *Rainer Maria Rilke*

Als es in der Folgetherapie bei B. für mich immer wieder darum ging, zu durchschauen, was ich bei Dr. L. erlebt hatte, sagte B. eines Tages: »Er hatte sich in dich verliebt.« Dies zu hören war für mich unfassbar und ich wies diesen Gedanken auf der Stelle zurück. Verliebt? In mich, die so viel Ältere? – Doch, meinte B., warum nicht? – In mich Heulsuse, Angstvolle, die noch im Alter eine Therapie brauchte? – Ich hatte mich in guter Obhut gefühlt während der ersten sechs Jahre bei Dr. L., hatte gehofft, von ihm wertvoll gefunden zu werden, hatte nicht gewusst, dass mein von mir nicht gekannter innerer Wert da war, dass kein anderer Mensch ihn mir zusprechen musste. Ging es also in jener Beziehung nicht eher um Bestätigung als um Liebe?

So viele Jahre lang war ich ruhigen Herzens zu Dr. L. gefahren. Philipps Tod war abzusehen, deshalb hatte ich innerlich autonom werden wollen. Doch dann hatten mich die Berührungen und Umarmungen zum bedürftigsten aller Kinder gemacht. In mir fand ein Kampf der unterschiedlichen Persönlichkeitsanteile statt, und der Analytiker hatte das sehnsüchtige Kind immer von Neuem verlockt. Unsere Vertrautheit, über die wir nur indirekt gesprochen hatten, umgab uns wie ein magischer Kreis, den ich aber nicht als Spiel mit dem Feuer wahrnahm. Indessen war es die Erwachsene, die in nie gekannten Gefühlsstürmen lebte. Bis dahin hatte ich mir meine Lebenswünsche stutzen und beschneiden lassen, das war der Preis, den ich zu zahlen hatte, damit das Kind in mir Trost und Geborgenheit finde. Die Worte des Analytikers *mögen, schön finden, Zuneigung* waren auf einen ausgelaugten durstigen Acker gefallen und wollten nun Nahrung, um blühen zu können.

Stattdessen wurde jede Therapiestunde zum Ringen um Erkenntnis, aber auch zu einem Betteln um Zuwendung, Wärme, Nähe. Doch der Untergrund meiner Wünsche war es, zu verstehen, warum es diese verzehrende Sehnsucht in mir gab, die wirkliche Lebendigkeit nicht zuließ, die mich verstörte und in Verzweiflung und Depression trieb. War mir doch die Liebe zum Therapeuten nicht nur erlaubt worden, geradezu animiert hatte ich mich gefühlt. Und er kam sich plötzlich bedroht vor. Ich hatte gefragt, ob es Übertragung sei, was ich für ihn empfinde, und er hatte geantwortet, dass wir danach forschen. Immer von Neuem, vor jedem Beisammensein hoffte ich, dass eine Brücke zu ihm gangbar würde, doch er trat nur noch für kurze Momente aus seiner Fremdheit heraus. Seine emotionale Distanz konnte ich mir nicht erklären.

Ein anderes Mal hatte ich dem Analytiker gesagt, dass ich Antwort und Wegweisung aus den Tiefen seiner Seele brauche, das Wissen aus seinem Kopf nicht ausreiche. Und er hatte entgegnet: »Ich habe Sie verstanden.« Es sei gut, die Dinge beim Namen zu nennen, damit es nichts gäbe, was zwischen uns stünde. Meine Sehnsucht nach ihm, die sich manchmal mit erotischen Wünschen verkleidet hatte, war nichts anderes als meine kleinkindhafte Angst vor dem Verlassenwerden. Es war mir darum gegangen, gehalten zu werden, eine Zeit lang Sicherheit, Zuversicht, Bestätigung, Solidarität zu bekommen, bis ich den Halt in mir selbst gefunden haben würde. Er aber sah mein Klammern unter dem Aspekt des sexuellen Begehrens. In einem späteren Brief (siehe S. 134) hat er mir diesen Deutungsdreck noch nachgeworfen (zit. nach Tilmann Moser, *Kompass der Seele*, S. 37).

Einst hatte Dr. L. mich lehren wollen, mich selbst zu mögen und schön zu finden, und er hatte mir früher vermittelt, dass auch die »kleine Margret« ein liebenswertes Kind war. Bis dahin hatte ich das nie gemerkt. Nun war ich bei ihm und um seinetwillen aufgeblüht; was bis dahin im Dunkel gewesen war, durfte endlich ans Licht. Er hatte Kräfte geweckt, die ich nicht kannte. Doch allmählich war die Therapie zur frostigen Welt geworden. Ich konnte die Situation einfach nicht begreifen. Je mehr ich klammerte, umso eher machte er dicht. Und ich hatte das Gefühl mittlerweile zum zänkischen alten Weib geworden zu sein. Dabei wollte ich so gern spüren, dass er mich auch lieb hat; kein Bekenntnis, kein Versprechen, aber das Wissen. Kein Gerede, keine Beteuerung, nur das tiefe einander Erkennen, das unvergängliche Zusammengehören.

Eine Zeit lang hatte es sich für mich so angefühlt, als seien unsere Seelen einander begegnet. Dann, als meine Seele ganz für ihn geöffnet, sichtbar war, wurde ich zurückgewiesen. Nun, da der Analytiker sein Unrecht mit Klugheit zu bemänteln wusste, stürzte ich ab, blieb gebunden an ihn, abhängig, als wäre meine Liebe zum Fluch geworden. Es war eine mir nicht verständliche Spirale von Versprechen und Versagung, die mich einerseits hatte aggressiv, andererseits depressiv werden lassen. Meine Offenheit war schuld, dass unsere Beziehung zerbrochen war. Nun sprach er nur noch von »unserem Kontakt«. Ich hatte mein Lebensprogramm wieder aufgenommen: lieber depressiv und angepasst und an der zerstörten Beziehung festzuhalten, als auf die Kraft meiner Lebendigkeit zu vertrauen und zu gehen. Eine Frau, die sich fürchtet zu bleiben und sich fürchtet zu gehen. Ich hoffte immer noch auf die Chance, meiner verlorenen Liebe wenigstens im Streit nahe zu sein, und ich hatte gleichzeitig Sorge, dass mein Zorn meine Liebe zerstören könnte. Leider ist Leidenschaft stärker als Vernunft.

Es war die Liebe, die bleibt. Aus ihren Wurzeln wuchs Erkenntnis, Verstehen des eigenen Erlebens. Trotz vieler innerer Widerstände war es möglich, eine andere innere Haltung zu mir selbst einzunehmen. Ich schaue nun mit Wohlwollen auf die Margret, die ich einmal war. Auf meine Liebe, die mich heilen konnte, gerade weil sie zurückgewiesen, abgelehnt, entwertet wurde, Besinnung auf das Eigene stärkte, Tiefen aufschloss, die bis dahin verschüttet gewesen waren. Liebe als Kraftquell mit Erfindermut und Zwang zum Wachsen, als verstehende Kraft für abweichendes, ungewöhnliches Denken und Handeln.

Allerdings möchte ich den ehemals geliebten Therapeuten nie mehr wiedersehen; es würde mich vielleicht sehr erschüttern, mich möglicherweise erneut in seinen Bann ziehen, mich seinem Charme erliegen lassen. Es gibt in mir dieses *Nein* gegen ihn, nichts sonst. Und das, was ich geschrieben habe, soll nicht anklagen, sondern erklären.

Geschrieben im Frühjahr 2013

Nachwort

Bemerkungen zur Pflege einer Fehlerkultur

Den bewegenden Bericht der Autorin Margarete Akoluth habe ich in vielen Vorträgen zum Thema Fehlerkultur immer wieder genannt als ein Musterbeispiel, von dem viel zu lernen wäre.

Was macht es schwierig für den einzelnen Therapeuten, Frau oder Mann, sich und anderen offen einzugestehen, dass nicht alle Behandlungen glücklich verlaufen und dass manche einen sogar an den Rand der Verzweiflung bringen können? Warum ist das Eingeständnis des Scheiterns gleich eine narzisstische Katastrophe, die zu verheimlichen dem Selbstschutz geschuldet zu sein scheint? Warum kann eine unerwünschte, negative Entwicklung nicht kritisch durchdacht und gemeinsam mit der Patientin reflektiert werden? Haben wir denn das Freud'sche Diktum vergessen, dass erfolgreiche Fälle wenig wissenschaftlichen Gewinn bringen und dass die nicht erfolgreichen Verläufe uns produktiv anregen können, unseren Verstehensprozess zu vertiefen?

Eine Schwierigkeit beim Erkennen von Fehlentwicklungen in der Psychotherapie ist generell, dass Wirkungen oft nicht sofort erfolgen; je nach Therapieansatz auch nicht allzu schnell erwartet werden. Nicht nur bei Therapien, die sich schließlich als erfolglos erweisen, sondern auch bei sehr erfolgreichen muss die Verbesserung nicht kontinuierlich erfolgen. Phasen der Stagnation fordern das individuelle Fallverständnis des Therapeuten bei der Beurteilung heraus. Zudem gibt es Patienten, bei denen die Art der Störung oder andere Umstände es nahelegen, mit einer Verhinderung von Verschlechterungen zufrieden zu sein, wobei man sich dann oft auch an der Grenze dessen bewegt, was als Psychotherapie zu bezeichnen ist.

Das Problem weist vielfältige Facetten auf. Allein die Definition »Was ist ein Misserfolg?« kann nur differenziert erfolgen. Das Thema war lange ein Stiefkind der fachlichen Diskussion. Misserfolg wird dabei auch unterschiedlich definiert: als Abwesenheit von Fortschritt oder als darüber hinausgehende dauerhafte Schädigung des Patienten.

Da in eine nicht erfolgreiche Therapie ja auch Ressourcen einschließlich Lebenszeit von Patient und Therapeut investiert werden und sie im Allgemeinen auch einer anderen Therapie, die vielleicht erfolgreicher hätte sein können, im Wege steht, entsteht bei Nicht-Erfolg (wie immer definiert) ohnehin ein Schaden. Das Ausbleiben einer eigentlich möglichen Entwicklung ist auch eine Fehlentwicklung. Insofern stehen, genau besehen, die Definitionen gar nicht so weit auseinander. Misserfolg wird endlich häufiger in Artikeln und Buchveröffentlichungen thematisiert – und das ist gut so. Ich bevorzuge den Zugang zu diesem Themenkomplex über die Fehlentwicklungen: Er weist von Anfang an stärker auf den Prozessaspekt hin, auf das rechtzeitige Erkennen und Korrigieren, statt auf das Feststellen, wenn es zu spät ist – auch wenn eine Beschäftigung mit Misserfolgen sich natürlich nicht darauf beschränken muss.

Weiter sei darauf hingewiesen, dass sich auch Therapeuten als Person und Professionelle fehlentwickeln oder nicht entwickeln können. Dies kann ebenfalls die Grundlage der Fehlentwicklung in einzelnen Therapien sein.

Bei einer Fehlentwicklung, verstanden als Ausbleiben einer positiven Entwicklung, ist jede Variable relevant, die mit Therapieerfolg assoziiert ist, vom Abstimmen von Zielen und Aufgaben in der Psychotherapie über diverse Patienten- und Therapeutenvariablen sowie Genderfragen bis hin zu frühen Indikatoren von Therapieerfolg und -misserfolg im Prozess. Eine solche Auffassung ist natürlich unpraktikabel breit, uns würde aber eine Diskussion unter Beschränkung auf die eklatantesten Fehlentwicklungen andererseits nicht weit genug gehen.

Dass man sich in der psychotherapeutischen Profession nach langen Jahren der Vernachlässigung vermehrt mit Misserfolgen und Fehlentwicklungen beschäftigt, kann als Reifezeichen verstanden werden. Hinter der Reifung stehen sicherlich weitere Faktoren, unter anderem die generelle Zunahme der gesellschaftlichen Beschäftigung mit Grenzen der Machbarkeit, aber auch die vermehrte Beschäftigung mit schwierigen Patientengruppen in der Psychotherapie.

Eine differenzierende Betrachtungsweise könnte Therapeuten damit versöhnen, dass Teilerfolge auch positiv gewertet werden können. Es geht nicht um ›Alles oder Nichts‹, sondern um eine bilanzierende Bewertung, die möglichst mit dem Patienten getroffen werden sollte. Beispiele für solche gemeinsamen Rückblicke finden sich noch selten in Veröffentlichungen.

Wenig bearbeitet ist zudem die Frage, ob es Therapeuten gibt, die konsistent Fehlentwicklungen provozieren, und andere, die sie erfolgreich vermeiden?

Die inzwischen vorliegenden Befunde können, ja müssen die Entwicklung einer Fehlerkultur beflügeln und man könnte auf recht spannende Dialoge hoffen. Vermutlich gibt es Fehlentwicklungen, die vom Berufsstand als solche übereinstimmend identifiziert werden; da jedoch in einem Berufsstand verschiedene therapeutische Orientierungen vertreten sind, dürfte es nicht überraschen, dass therapeutische Entwicklungen je nach Therapierichtung unterschiedlich beurteilt werden. Darüber hinaus werden Behandlungen zu finden sein, bei denen auch der beste Therapeut selbst mit einer detaillierten individuellen Fallkonzeption und selbst in intensiver Beratung mit Fachkollegen nicht beurteilen kann, ob es sich um eine Fehlentwicklung handelt oder ob eine solche nicht abgewendet werden kann.

Ohne dies hier extensiv zu verhandeln, dürfte klar sein, dass die allgemeinen Prinzipien einer therapeutisch-medizinischen Ethik – dies sind Respekt vor der Autonomie des Patienten, Schadensvermeidung, Handeln zum Wohle des Patienten und das Prinzip der Gerechtigkeit und Fairness – einer Diskussion von Fehlentwicklungen vorgelagert sind. Ethische Maximen können bei der Beurteilung von kritischen Sachverhalten hilfreich sein, aber sie werden diese nicht verhindern können, weshalb auch in der Medizin ethische Beratungsinstanzen oft nur nachträglich tätig sind.

Es gibt Aufteilungen von Gründen für das Scheitern von Therapien, zum Beispiel nach

- psychotherapeutischer Technik,
- Persönlichkeit des Psychotherapeuten,
- Störung/Persönlichkeit des Patienten,
- Umgebungskontexte/familiäre Beziehungen.

Es ist allerdings selten, dass nur *eine* Ursache im Vordergrund steht; oft geht es um eine *Konstellation* von Aspekten, zum Beispiel ein Nicht-Passen der psychotherapeutischen Technik zur Störung des Patienten.

Die Bereitschaft zu akzeptieren, dass jede Therapie weiter verbesserungsfähig ist, könnte als Grundlage für eine »Fehlerkultur« dienen, in der eine Wachsamkeit für Anzeichen eines suboptimalen Vorgehens und eine ständige Bereitschaft zum Überdenken und Verändern desselben wachsen können.

Ein verbreitetes Abweichen vom optimalen Vorgehen hängt mit Unkenntnis des ›State of the Art‹ der Behandlung unter den gegebenen Bedingungen ab. Damit sind auch, aber nicht nur, störungsspezifische Vorgehensweisen gemeint. Wie auch in der Medizin hinkt die Aufnahme des aktuellen Wissens und dessen Umsetzung durch Praktiker naturgemäß hinterher. Leitlinien, die von verschiedenen Institutionen und Gesellschaften herausgegeben werden, machen deutlich, wie schwierig das Ableiten von gültigen Behandlungsregeln aus der empirischen Evidenz für den Einzelfall ist.

Je nach den Voraussetzungen des Einzelfalls besteht ein beträchtlicher Spielraum für die Festlegung des »idealen« Vorgehens, und selbst wenn dieses eindeutig definierbar wäre, wäre es völlig normal, dass ein tatsächliches Vorgehen nie zu 100 Prozent dem »Ideal« entspricht. Das darf aber nicht als Entschuldigung für gröbere Fehlentwicklungen herhalten, wie sie aus Unkenntnis oder Vernachlässigung des ›State of the Art‹ in der Behandlung von Patienten mit bestimmten Voraussetzungen entstehen können. Solche Fehlentwicklungen sind eindeutig vermeidbar und schwer entschuldbar, wenn sie auf blinde Flecken der Therapeuten zurückzuführen sind. Der Gesetzgeber sieht deshalb auch vor, dass nur Behandlungen auf wissenschaftlicher Basis durchgeführt werden sollen.

Ein Problem stellt zweifellos die Überbewertung des eigenen Behandlungsverfahrens verknüpft mit einer »nicht hinreichenden Kenntnis und projektiven Abwertung alternativer Behandlungsverfahren – zum Schaden des betroffenen Patienten« dar. Ein weiteres Problem ist ein unreflektiertes Übertragen dessen, was einem selbst in der eigenen Lehrtherapie geholfen hat, auf Patienten, bei denen die Voraussetzungen für das Gelingen einer Behandlung ganz anders sind.

Lernen aus Misserfolgen ist gar nicht so einfach. Es ist ja nicht so, dass auf schlechte Interventionen einfach Fehlentwicklungen oder Misserfolge folgen und umgekehrt. Zum Glück können manchen Patienten manchmal auch Therapien nützen, die zumindest nach gängigen Kriterien keine gute Therapien sind, und nicht jedes gute therapeutische Handeln ist von Erfolg gekrönt.

Es geht immer darum, Fehlentwicklungen zu erkennen, um in einer laufenden Therapie Korrekturen vorzunehmen, *und* aus zurückliegenden Therapien für neue zu lernen. Wichtig ist dabei ein gutes Verständnis der Wirkweise der Therapien und dass man sich überhaupt mit den Misserfolgen gezielt beschäftigt hat. Deshalb plädiere ich für die sorgsame Pflege einer »Fehlerkultur«. Ziel der Entwicklung einer solchen Fehlerkultur sollte sein, über einen konstruktiven Umgang mit Fehlern in der Psychotherapie nachzudenken. Sie soll Möglichkeiten und Konzepte vorstellen, um Fehler besser erkennen zu können, deren Ursachen zu verstehen, um damit den Umgang zum Nutzen der Patientinnen konstruktiv gestalten zu können.

Dabei sollen natürlich nicht Fehler gezüchtet werden, sondern wir wünschen im Gegenteil dem Berufsstand eine Kultur der offenen Auseinandersetzung mit Problemen und Fehlern. Therapeuten müssen möglichst früh lernen, mit kritischen Hinweisen *umzugehen* und daraus angemessene Konsequenzen zu ziehen, sie müssen sogar noch darüber hinaus aktiv nach Hinweisen für nicht so gut gelaufene Interventionen suchen. Wenn Therapeuten sich zu stark anpassen, können sie die Linie verlieren und schließlich sogar ein Problemverhalten von Patienten, wie das Kontrollieren des Therapeuten durch ein Herstellen von Spannung oder eines Themas durch Hüpfen auf ein scheinbar wichtiges neues Thema, verstärken. Diese Gratwanderung erinnert an das alte handlungstheoretische Konzept des »stabil-flexiblen« Verhaltens, und das gelingt (zumindest bei etwas schwierigeren Patienten) nur, wenn der Therapeut sich auf eine gute individuelle Fallkonzeption stützen kann.

Grundsätzlich scheint es sinnvoll zu sein, zwischen verschiedenen Fehlertypen zu unterscheiden:

1. strukturell bedingte Fehler (z.B. Überforderung wegen chronischen Personalmangels, bspw. in Kliniken);
2. Bedingungen und Risiken, die methodenspezifisch sein können;
3. singuläre Fehler, die situations- oder personenspezifisch sind, zum Beispiel eine Fehleinschätzung des Therapeuten oder ein Mismatching zwischen Patient und Therapeut;
4. Fehler, die aus dem Zusammentreffen verschiedener Fehlertypen entstehen.

Ein einfaches Rezept zum Vermeiden von Fehlentwicklungen gibt es nicht, aber ein Rezept, um ihre Wahrscheinlichkeit zu reduzieren. Das ist die Frage: »Könnte es auch anders sein?« Oder etwas ausdifferenziert: »Könnte es sein, dass meine erste Diagnose, meine interpersonale Einschätzung, meine Indikation, mein konkretes Vorgehen nicht ganz optimal sind?» »Könnte es sein, dass meine Sicht- und Vorgehensweise mehr von eigenen Mustern und Bedürfnissen als von denen des Patienten bestimmt sind?« »Könnte es sein, dass die therapeutischen Sicht- und Vorgehensweisen, die ich gelernt habe und deren Anwendung ich bevorzuge, für diesen Patienten in dieser Situation nicht optimal sind?«

Generell dürfte festzuhalten sein, dass der überwiegende Teil von Fehlentwicklungen in psychoanalytischen Therapien von den in der Psychotherapieliteratur diskutierten Gründen abgedeckt werden dürfte. Technische Rigidität könnte in speziellen Versionen gegenwärtiger psychoanalytischer Praxis eine größere Rolle spielen als in anderen Formen der analytischen Behandlung. Man muss nicht relationaler Psychoanalytiker sein, um der therapeutischen Beziehungspflege gerecht zu werden.

»So viel Alltagsdialog als notwendig, so viel analytischer Dialog wie möglich«, diese Maxime des Ulmer Lehrbuches von Thomä und Kächele dürfte in jedem Fall vernünftig sein. Im Praxis-Band des Lehrbuchs (2006) findet sich ein knapp fünf Seiten langer Abschnitt über »Alltägliche Fehler«, in dem die Autoren zu folgender Definition gelangen: »Als behandlungstechnischen Fehler bezeichnen wir alle Abweichungen des Analytikers von einer mittleren Linie, die sich in der jeweiligen Dyade gebildet hat und die sich von Stunde zu Stunde idealiter ohne erhebliche Ausschläge fortsetzt.« Diese Beschränkung des Fehlerbegriffs auf die Ebene konkreter singulärer Verhaltensweisen oder Äußerungen mag manchem nicht ausreichend erscheinen. Man kann darunter sämtliche Abweichungen von der psychoanalytischen *lege artis* Behandlungstechnik subsumieren, das heißt ethische, strategische, taktische und alltägliche Fehler. Ob wir allerdings gegenwärtig von dem Konstrukt *lege artis* vernünftigerweise noch ausgehen können, zeigen die Debatten um technische Konzepte wie *self-disclosure*.

Allerdings ist die psychoanalytische Literatur nicht gerade reichhaltig an Beispielen, die das Scheitern der Behandlung mit eigenen Behandlungsfehlern in einen nachvollziehbaren Zusammenhang bringen; es findet sich eher die Tendenz, Fehler nur unter dem Gesichtspunkt letztlich nützlicher Gegenübertragungsreaktionen zu diskutieren. Immerhin findet eine Auseinandersetzung mit Kunst- und Behandlungsfehlern in der Psychoanalyse ein wachsendes Interesse, wie neuere Veröffentlichungen zeigen.

Mehr Offenheit für problematisches Verhalten dürfte vermehrt auf der Tagesordnung stehen. Wir brauchen eine Offenheit, die Bereitschaft zur verantwortlichen, empathischen und sensiblen Diskussion bezüglich des Umgangs mit fehlerhaften Verhaltensweisen. Dies betrifft im Grunde den Umgang mit problematischen, nicht immer vermeidbaren therapeutischen Konstellationen.

Allerdings muss auch darauf hingewiesen werden, dass sich Nebenwirkungen und Behandlungsfehler in der Psychotherapie potenziell aus persönlich zu verantwortenden Handlungen des Therapeuten ergeben; diese können somit auch strafrechtlich verfolgt werden. Es ist von daher verständlich, dass Therapeuten wenig geneigt sind, negative Folgen eigenen Verhaltens zu diskutieren. Umso bedeutsamer ist es deshalb, schon in der Aus- und Weiterbildung Seminare zu dem vernachlässigten Thema »Nebenwirkungen« anzubieten um der verständlichen Neigung entgegenzutreten, diese zu übersehen, nicht zu thematisieren, umzuinterpretieren oder externen Gründen zuzuschreiben.

Die Verfasserin dieses Berichts verdient den Dank der Scientific Community, denn sie hat aufgezeigt – selten genug geschieht das –, welche Irrungen und Wirrungen auch Gutgemeintes nach sich ziehen kann. Ich denke, wir sollten ernsthaft prüfen, ob wir nicht rechtzeitig Patienten in schwierigen Situationen begleitende Beratung empfehlen sollten. Was sich als Intervision für Therapeuten bewährt hat, könnte auch Patienten auf dem manchmal sehr komplizierten Weg behilflich sein, denn der Weg ist nicht das Ziel; dieses sollte frühzeitig zum Thema des therapeutischen Unterfangens gemacht werden.

Horst Kächele